Der

Apotheker als Geschäftsmann.

Von

Dr. E. Mylius,
Besitzer der Engelapotheke in Leipzig.

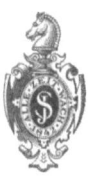

Springer-Verlag Berlin Heidelberg GmbH 1903

Alle Rechte, insbesondere das der
Übersetzung in fremde Sprachen, vorbehalten.

**Additional material to this book can be downloaded from
http://extras.springer.com**

ISBN 978-3-662-38787-0   ISBN 978-3-662-39685-8 (eBook)
       DOI 10.1007/978-3-662-39685-8

Softcover reprint of the hardcover 1st edition 1903

Vorrede.

Die nachstehenden Zeilen bilden eine Fortsetzung des Büchleins „Kleiner Ratgeber für den Apothekenkauf". Zwar habe ich mit dem Niederschreiben vor 18 Jahren schon begonnen, aber bald die damalige Unzulänglichkeit meiner Erfahrungen erkannt. Heut, nachdem ich als Geschäftsmann bald Gescheites, bald Dummes 27 Jahre lang ausgeführt habe, während der Zeit als Mensch auf einem anständigen Mittelweg bleiben konnte und meine Grundsätze im allgemeinen sich zu meinem Glücke bewährt haben, glaube ich mich eher zur Herausgabe berechtigt. Ich widme das Büchlein meinen jungen Kollegen, denn die Alten werden wohl allesamt selber mindestens so klug sein wie ich, die meisten bei weitem klüger.

Leipzig, April 1903.

Dr. E. Mylius.

Inhalt.

	Seite
Die Enttäuschungen	1
Soll man seinen Vorgänger verklagen?	3
Welches sollen die ersten geschäftlichen Handlungen nach erfolgter Übernahme sein?	9
Die Buchführung	14
Nutzen der Buchführung	57
Was versteht man unter amerikanischer Buchführung?	59
Geschäftliche Grundsätze	62
Rechtsverhältnisse des Apothekers in seiner Eigenschaft als Kaufmann	70
Die Firma	70
Die kaufmännische Buchführung	72
Das Hilfspersonal	73
Markthelfer und andere Dienstpersonen	75
Der Lehrling	77
Administrator, Prokurist und Handlungsbevollmächtigter	79
Handelsgesellschaften	82
Die Kommanditgesellschaft	85
Handelsgeschäfte und Anerbietungen	86
Verjährung	87
Zinsen	87
Provision, Lagergeld	88
Vertragsstrafe, Draufgeld	88
Zeit und Ort der Erfüllung der Handelsgeschäfte	89
Gewährleistung wegen Mängel der Sache bei Handelsgeschäften	89
Der unlautere Wettbewerb	91
Beziehungen zu Speditions- und Frachtgeschäften und dem Güterverkehr der Eisenbahnen	92
Bankiergeschäfte	93
Im Stande des Angeklagten	102
Muster für die Geschäftsbücher	105

Die Enttäuschungen.

Nach geschehener Übernahme pflegen bei dem jungen Apothekenbesitzer die Enttäuschungen zu beginnen. Er hatte sich vieles anders gedacht, als er es vorfindet, vieles beim Kaufabschluß vergessen vorauszubedingen, manches für selbstverständlich gehalten, was sich nun anders erweist.

Zunächst wird er finden, daß sein Vorgänger in der letzten Zeit so wenig Waren gekauft hat als möglich, um noch möglichst viel Geld aus dem Geschäft herauszuziehen. Neue Gefäße hat er nicht mehr angeschafft. Vieles hat er, als für ihn noch brauchbar, mitgenommen. Überall mangelt es, in den Geschäftsräumen, in den Gehilfenzimmern. Die zurückgebliebenen Gehilfen und Lehrlinge reden nicht mit übergroßer Liebe von dem verflossenen Geschäftsherrn. Sie erzählen, daß er dies und das getan hat, was ihnen jetzt sonderbar und gegen den Vorteil des Nachfolgers gehend scheint. Verbandstoffe und andere nicht viel Gewinn bringende Waren hat er als Rezeptur eingetragen. Als Handverkauf hat er die Erträgnisse seines Weinhandels oder anderer Handelszweige gebucht, die nicht Arzneimittel betreffen. Diesen und jenen Kassenvorstand, den und jenen Arzt hat er als Busenfreund gehalten, vielleicht auch ein klein wenig „gespickt". — Die Abgaben, welche für den Kauf an Staat und Gemeinde zu zahlen sind, erweisen sich auch höher, als man sich eingebildet hatte. Das Haus zeigt sich im Dachstuhl etwas stark baufällig oder hat

Risse im Fundament. Man erfährt, daß im Sprengel der Apotheke eine Neukonzession mit Wahrscheinlichkeit in Aussicht steht. Vielleicht haben sich sogar Bedenken an der Richtigkeit der Buchführung des Vorgängers erhoben, sofern er eine hatte. Man glaubt sich zu erinnern, daß der Vorgänger mündlich manches anders geschildert hat, als man es nun findet. Alle diese unerfreulichen Beobachtungen rufen Mißstimmung hervor gegen den Verkäufer, von dem man sich angeführt hält und endlich betrogen. In dieser Meinung wird man durch die Hausgenossen und guten Freunde unterstützt und schließlich angeregt, einen Prozess gegen den Vorgänger anzustrengen. Soll man sein Heil in einem solchen versuchen? Man wird ihn doch sicher gewinnen, denn man hat doch so recht! Es ist keine Möglichkeit zu verlieren, in diesem Falle wäre ja keine Gerechtigkeit in der Welt! O ja, sie ist in der Welt und gerade deswegen läuft man Gefahr, den Prozeß zu verlieren, da sie nicht nur dem Kläger, sondern auch dem Verklagten zugute kommt. — Endlich, da auch der „Umsatz" sich wesentlich geringer herausstellt, als der Vorgänger angegeben hat, meint man nun wirklich nicht anders zu können, man muß klagen. So wie im vorstehenden geschildert, ist es schon Hunderten von Apothekenkäufern gegangen und Hunderten wird es fernerhin so gehen. Denn wenn ich auch ein Büchlein über den Apothekenkauf geschrieben habe, mittels dessen sich die Käufer vor all jenen Enttäuschungen bewahren sollten, so werden sie es wohl meistens erst nach stattgehabtem Kauf gelesen haben, um dann aus eigener Erfahrung bestätigen zu können, daß ich recht gehabt habe mit meinen eingehenden Warnungen. Doch nun ist der Kauf einmal rechtskräftig vollzogen. Zurück kann man nicht; bleibt etwas anderes übrig als ein Prozeß?

Soll man seinen Vorgänger verklagen?

Wer einen Prozeß beginnen will, sollte sich niemals mit dem Gedanken vertraut machen, daß er ihn gewinnen wird, sondern damit, daß er verloren werden kann und daß man dann noch viel ärmer sein wird, als vor dem Prozeß, da der Verlierende auch die Gerichts- und die Anwaltskosten für beide Parteien bezahlen muß. Ob ein Prozeß gewonnen oder verloren werden wird, kann kein Mensch voraussehen. Es ist ein Lotteriespiel, auf das man sich einläßt. Sich geschädigt fühlen, sich für betrogen halten, Gerechtigkeit verlangen, das ist auf den Ausgang des Prozesses ganz ohne Einfluß. Die Richter urteilen, ohne daß das Gefühl dabei eine Rolle spielen darf, nach Gesetzen auf Grundlage von Beweisen und juristisch wissenschaftlichen Definitionen. Wenn man nun in Betracht zieht, daß, wenn ich nicht irre, 13 bis 15 Erfordernisse allein zur Feststellung des Betrugsbegriffes gehören, so kann man sich denken, wie leicht sich unter den Richtern abweichende Ansichten entwickeln, wie leicht es möglich ist, daß der geschickte Einwurf eines Rechtsanwalts schließlich den Ausschlag gibt zu gunsten einer Ansicht, die der Gegenpartei zu gute kommt. Man kann sich über den wahrscheinlichen Ausfall eines Prozesses auch bei einem Rechtsanwalt keinen zuverlässigen Rat holen. Zwar gibt es Rechtsanwälte, die von vornherein von einem sicher aussichtslosen Prozeß abraten oder offen sagen: Versuchen Sie es, es ist aber ein Lotteriespiel. Gewöhnlich wird man aber die diplomatische Auskunft eines Geschäftsmannes hören, der sich ein gewinnbringendes Geschäft nicht entgehen lassen möchte, das für ihn keinerlei Gefahr bringt: Der Prozeß wäre mir nicht unlieb; wir wollen die Sache versuchen, ich müßte mich sehr irren, wenn sie nicht glücklich abliefe; nach dem, was Sie mir mitteilen, scheint allerdings das Recht auf Ihrer Seite zu sein. So ungefähr wird die Antwort auf die Frage lauten, ob man mit Erfolg klagen könnte. Der Gegner bekommt natürlich von seinem Anwalt dieselbe Auskunft. Beide Rechtsanwälte haben mehr das Interesse am Zustandekommen des Prozesses als an seinem Unterbleiben. Wie er ausfällt, das hat auf ihren Gewinn keinen Einfluß; er mag verloren oder gewonnen werden, ihre Sporteln bekommen sie doch.

Eine viel bessere Auskunft darf man von einem befreundeten Apotheker erwarten, der hinlänglich alt, geschäftsgewandt, erfahren und juristisch klug ist, vielleicht auch von einem Rechtsanwalt, dem man sagt, daß man ihn mit dem Prozeß nicht betrauen will. Kann man derartige Ratgeber nicht haben, so gibt es noch einen anderen Weg für einen normal denkenden Menschen, auf dem man mit annähernder Sicherheit den Ausgang eines Prozesses vorher bestimmen kann. Man muß nämlich soviel Objektivität sammeln, um sich in die Lage der Gegenpartei versetzen zu können. Dann muß man alle Einreden versuchen, die man selber machen würde, wenn man auf die beabsichtigte Weise verklagt würde, und prüfen, ob dagegen die Klagepunkte und die tatsächlichen eigenen Beweise vor dem kalten Verstande sich als stichhaltig bewähren würden. Findet man dabei schon, daß die eigenen Beweise nicht unwiderleglich sind, so kann man voraussetzen, daß man abgewiesen werden wird. Denn es ist meist viel schwerer anzugreifen, als zu verteidigen, und gewöhnlich wird im Zweifelfalle zu gunsten des Verklagten entschieden.

Die Gründe, um derentwillen ein Apothekenkauf mit

Erfolg angefochten werden kann, sind nicht zahlreich. Der Staatsanwalt kümmert sich nicht darum, sondern es ist Sache des Zivilprozesses und zwar auf Grund von § 463 des Bürgerlichen Gesetzbuchs: Fehlt der verkauften Sache zur Zeit des Kaufs eine zugesicherte Eigenschaft, so kann der Käufer Rückgängigmachung des Kaufes (Wandelung) oder Herabsetzung des Preises (Minderung) oder Schadensersatz wegen Nichterfüllung (des Vertrages) verlangen. Das Gleiche gilt, wenn der Verkäufer einen Fehler arglistig verschwiegen hat. „Arglistig verschweigen" ist so ziemlich dasselbe was im Strafgesetzbuch „Betrug" genannt wird. Daß eine vertragsmäßig zugesicherte Eigenschaft fehlt, wird kaum vorkommen. So bleibt also nur Anfechtung des Kaufs wegen Arglist, wegen einer Täuschung über vorhandene Mängel durch Unwahrheiten. Der Nachweis, daß man betrogen worden ist, kann aber nur außerordentlich schwer geführt werden. Jedenfalls genügt es nicht, wenn man herausbekommt, daß der Verkäufer vielerlei unter Rezeptur gebucht hat, was vielleicht nicht dahin gehört. Immerhin sind aber bei diesen Prozessen die Gerichte den Klägern günstiger gestimmt, als den Verklagten. Durch unsere Gesetzgebung und Rechtsprechung geht der Zug, die Ehrlichkeit im Handel nach Möglichkeit zu fördern. Daher wird immer leicht angenommen: Ganz in Ordnung scheint die Sache doch nicht zu sein, sonst würde nicht geklagt werden. Fast niemals ist das Recht ausschließlich auf einer Seite, sondern wohl im besten Falle das meiste Recht, und darum schlagen dann die Richter einen Vergleich vor. Diese ganze Sachlage gibt dem Apothekenkäufer, der über seinen Vorgänger mit Grund klagt, ein gewisses Übergewicht, und jeder, der verkaufen will, sollte sich dies vorhalten! Der Verkäufer kann sich gegen eine drohende Vermögensschädigung durch den Käufer mittels eines

Prozesses nur durch die größte Wahrhaftigkeit und Klarheit bei den Mitteilungen über den Kaufgegenstand schützen. Verkauft er nach allgemeinen Angaben über „Umsatz", Rezeptur, Handverkauf u. s. w., so kann er verklagt werden, wenn sein Nachfolger den Rummel versteht, und um nicht den Prozeß zu verlieren, sieht er sich gezwungen, auf einen Vergleich einzugehen. Es gibt „Prozeßonkels", die Prozesse führen, nicht mit Aussicht und Absicht, sie zu gewinnen, sondern mit der Absicht, sich zu vergleichen.

Doch zur Sache! Ist man schließlich nach reiflicher Überlegung von allem Für und Wider zur Klage entschlossen, dann muß man allerdings einen Rechtsanwalt damit betrauen. Man bilde sich aber ja nicht ein, damit alles getan zu haben, was zu einem guten Ende führen kann. Der Rechtsanwalt kann nichts weiter tun, als die meist etwas einseitig dargestellten Gesichtspunkte und Beweise in ein juristisches Gewand gehüllt an die Gerichtsbehörde zu senden und vom juristischen Standpunkt für die Klage zu wirken. Bei jeder Klage kann aber der Richter erst an die Entscheidung nach juristischen Gründen gehen, wenn die Tatsachen genügend klar festgestellt sind, um die es sich handelt und welche das Beweismaterial bilden. Diese aufzusuchen und samt den Beweisen dem Rechtsanwalt zur Verfügung zu stellen, bleibt dem Kläger überlassen, sowie andererseits dem Verklagten. Aus dem Wirrsal der oft für die Juristen gar nicht klaren Anschuldigungen und Verteidigungen, Behauptungen und Verneinungen vermag der Richter sich bei Prozessen wie die in Rede stehenden gar nicht anders zu einer klaren Auffassung herauszuhelfen, als durch Befragung von Sachverständigen. In die Hand der letzteren ist bei allen Prozessen sehr viel gegeben, und gerade bei der in Rede stehenden Art von Streitigkeiten wird weit mehr auf die Gutachten der Sachverständigen als auf die juristischen Ansichten der Rechtsanwälte ankommen. Man muß sich daher vor allen Dingen eines tüchtigen, der Lage der Sache gewachsenen Sachverständigen versichern, der auch im stande ist, sich der auf ihn ganz sicher zu erwartenden Angriffe der Gegenpartei erfolgreich zu erwehren. Bevor man aber den Sachverständigen dem Gericht vorschlägt, muß man sich überzeugen, wie er aussagen wird, da der Fall nicht gerade selten ist, daß ein Sachverständiger sich gezwungen sieht, zu gunsten der Gegenpartei auszusagen. Man darf auch nicht etwa denken, als Sachverständiger, der man selber ist, der Hilfe eines solchen entraten zu können. Den Schilderungen des Klägers sowohl als des Verklagten wird von den Richtern mit Recht Objektivität nicht zugetraut, während sie die Auslassungen der Sachverständigen als zuverlässige Beweismittel zu betrachten gezwungen sind.

Ist nun der Prozeß ordentlich im Gange, und hat man alles getan, was zur guten Durchführung erforderlich ist, ist nach Meinung des Rechtsanwalts die beste Aussicht vorhanden, ihn zu gewinnen, so denke man nicht etwa, nun über alle Sorge weg zu sein. Der Ausgang eines Rechtsstreits ist in jedem Stadium desselben ganz unberechenbar. Ja selbst wenn er auf den ersten Anlauf, in der ersten Instanz, gewonnen worden ist, so kann er immer noch in der zweiten wieder verloren gehen. Nun gibt es fast keinen Zivilprozeß, bei dem der Kläger nicht mehr fordert, als ihm zukommt, weil er, nur sein Interesse sehend, seine Rechte und seine Forderung übertreibt. Das Gericht ist daher, wenn es unmittelbar vor dem Spruche steht, gewöhnlich bestrebt, um den Parteien nicht die hohen Kosten für den Richterspruch noch machen zu müssen, einen Vergleich zu stande zu bringen. Wird ein solcher vom Richter vorgeschlagen, und der

Gegner zeigt sich hierin entgegenkommend, so sei man nicht im Gefühl der Sicherheit unerbittlich. Besser man bekommt etwas als vielleicht nichts. Im letzteren Falle müßte man ohnehin noch die Gerichtskosten und beide Rechtsanwälte bezahlen, es handelt sich um große Summen. Aus der Art, wie der Vorschlag eines Vergleichs vom Richter ausgesprochen wird, kann der Rechtsanwalt übrigens gewöhnlich schon darauf schließen, wie die Sache wohl ausfallen wird. Auf jeden Fall kann man den Ratschlägen, welche der Rechtsanwalt bezüglich des Vergleichs tun kann, als vollkommen aufrichtig gemeint, vertrauen. Seine Sporteln für den geführten Prozeß bekommt er nun doch, auch wenn kein Spruch stattfindet; er braucht daher keine Rücksicht mehr auf sein eigenes Interesse nehmen. — Wenn bei solchem Prozeß um Schadensersatz für den Käufer überhaupt etwas herauskommt, so ist es doch immer weniger als die beanspruchte Summe. Man denke daher nicht, wenn man im Vergleich weniger erhält, als man sich geschädigt glaubt, daß man schlecht weggekommen ist. Der Kläger denkt meistens äußerst ungerecht, ist nur auf seinen Vorteil bedacht, und es fällt ihm nicht ein, daß der Verklagte ihm ebenfalls Rechte gegenüber zu stellen hat. Vor allem fällt ihm niemals ein, daß der ganze Rechtshandel eigentlich nur durch die Unvorsichtigkeit, Unerfahrenheit und Fahrlässigkeit des Käufers und die dadurch bei den Kaufverhandlungen hervorgerufenen Mißverständnisse verursacht ist. Überhaupt halte ich es bei dieser Gelegenheit für angemessen, zu erklären, daß ich keineswegs der Meinung bin, als hätten die Käufer bei einem Kauf immer den Nachteil, die Verkäufer den Vorteil. Die Enttäuschungen finden sich vielmehr bei den letzteren nicht seltener als bei ersteren. Sie liegen nur der Zeit nach auseinander. Der Käufer fällt aus seinen Einbildungen und Hoffnungen gewöhnlich schon in den ersten Wochen und Monaten und ist dann ungerecht genug, nur dem Verkäufer die Schuld beizumessen. Der Verkäufer dagegen muß sehr oft erst nach viel längerer Zeit einsehen, daß er gescheiter getan hätte, sein Geschäft zu behalten, und kommt dann zu der Überzeugung, viel zu billig verkauft zu haben. Trotz des Geschreies gegen den Apothekenschacher, trotz der landläufigen Eingenommenheit gegen die Apothekenverkäufer haben doch bis jetzt meistenteils die Käufer gute Geschäfte gemacht, insofern die Apotheken im Handelswert gestiegen sind. Daß dies nicht in alle Ewigkeit so dauern wird, daß vielmehr die Apothekenpreise schließlich einmal zurückgehen werden, ist sehr wahrscheinlich. Dann werden Käufer sowohl wie Verkäufer beide ebenso sicher schlechte Geschäfte machen, wie sie bisher meist gute gemacht haben. In Wirklichkeit sind es ja auch nicht verschiedene Menschenklassen, sondern dieselben Personen treten abwechselnd als Käufer und Verkäufer auf.

Welches sollen die ersten geschäftlichen Handlungen nach erfolgter Übernahme sein?

Die meisten jungen Apotheker gehen gewöhnlich nach geschehener Übernahme sofort daran, schleunig zu reformieren, in der sicheren Zuversicht, alles besser machen zu können als der Vorgänger. Diese Meinung zeugt von großem Selbstvertrauen, aber geringer Weisheit. Es ist eine alte Erfahrung, daß unmittelbar nach einem Besitzwechsel solche Geschäfte in Mittel- und Kleinstädten, die Konkurrenz haben, in den Einnahmen zurückgehen. Darüber darf man sich nicht wundern. Ein Teil der Geschäftsfreunde des vorigen Besitzers war auch sonst mit ihm selber befreundet. Diese wenden sich nun dem ihnen vielleicht ebenfalls bekannten Konkurrenten zu. Diesen Übelstand muß man sich gefallen lassen, er wird später bei tüchtiger Geschäftsführung schon wieder ausgeglichen werden.

Nun meint mancher, er brauche sich nur tüchtig als Geschäftsmann rühren und namentlich alte Mißstände im Geschäftsverkehr nach außen hin, die er vorfindet, abschaffen, er brauche sich dem Publikum nur in besserem Lichte zu zeigen als sein Vorgänger, so werden die Kunden in hellen Haufen geströmt kommen. Nichts kann verkehrter sein. Die Geschäftsfreunde des Vorgängers sind an dessen Gebaren gewöhnt gewesen, haben es gut und brav gefunden, waren überhaupt mit ihm zufrieden. Macht es jetzt der Nachfolger auch wirklich besser, so kann das Publikum das zunächst nicht beurteilen. Es bemerkt nur, daß der Neuling ganz anders handelt, als man es von dem guten alten befreundeten Vorgänger gewohnt war, und findet die neuen Einrichtungen störend, verdächtig, leichtfertig und was weiß ich sonst noch. Setzt er Preise herab, so wird er wohl schlechtere Ware haben, setzt er sie hinauf, so ist er gieriger, als sein Vorgänger, kurz er wird immer mit seinem Vorgänger verglichen und jeder Vergleich fällt zu seinem Nachteil aus.

Nun ist gewiß nicht zu leugnen, daß ein Neuling, und wenn er auch noch so geschäftsgewandt ist, leicht gegen wichtige Eigentümlichkeiten des Geschäfts verstoßen wird. Er ist in gewissem Sinne wieder Lehrling geworden und wird am weisesten tun, sich dessen bewußt

Erste geschäftliche Handlungen nach erfolgter Übernahme.

zu bleiben und darnach zu handeln. Seine erste geschäftliche Sorge muß daher sein, während er das Geschäft nach außen möglichst im alten Geleise zu erhalten sucht und hier alles beim alten läßt, es gründlich innen zu studieren. Dies wird in kleinen Geschäften in kurzer Zeit möglich sein, während in großen Monate, ja Jahre darüber hingehen können, ehe er es ganz kennt. Den Anfang mag das genaueste Durchforschen aller Geschäftsräume und aller Gebietsteile des Hauses machen. Wird diese Durchforschung in den ersten Tagen und Wochen versäumt, so wird sich später gewöhnlich keine Zeit mehr dazu finden. Sehr zweckmäßig ist es, in der ersten Zeit auch das Einfassen selbst zu besorgen, bis man sich mit den Lagerverhältnissen völlig vertraut gemacht hat. Dabei wird man die Wahrnehmung machen, daß in Aufstellung und Anordnung der Gefäße mancherlei zu verbessern ist. Oftmals wird es sich finden, daß die Lagereinrichtungen hinter den Forderungen der Zeit zurückgeblieben sind und eine Neuordnung sich notwendig macht. Man wird gut tun, gleich in den ersten Wochen damit zu beginnen, wenn sie sich notwendig erweisen sollte. Lagerbestände untersuchen, einzelne Gefäße neu einrichten, Etiketten erneuern wird also auf jeden Fall die Hauptmenge der Aufgaben bilden, die in den ersten Wochen zum Segen des Geschäfts bewältigt werden müssen.

Nachdem man sich solcherart erst im Innern des Geschäfts heimisch gemacht und festen Boden gewonnen hat, mag man auch anfangen, nach außen hin mehr tätig zu sein. Man wird inzwischen ganz ungesucht mancherlei Kenntnisse und Erfahrungen gesammelt haben, die vor falschen Maßnahmen bewahren. Man hat die Ärzte besucht, auch sonst Besuche und Bekanntschaften gemacht, sodaß einem die Verhältnisse nicht mehr ganz fremd sind, und man kann nun gemächlich anfangen, sich als vorwärts strebender Geschäftsmann auch nach außen zu bewähren, aber immer noch ganz vorsichtig. Fehler und Mißgriffe werden in dieser ersten Zeit gar zu leicht gemacht und darunter auch solche, die sich später niemals wieder gut machen lassen.

In die erste Zeit des Geschäftsbesitzes muß auch eine Arbeit verlegt werden, die freilich fast kein Apotheker ausführt, die Inventur. Wäre der Apotheker, wie so gern behauptet wird, bloßer Kaufmann, so würde es gar nicht möglich sein, ohne eine solche das Geschäft zu beginnen. Da er es in Wirklichkeit nicht ist, wenn er auch als „Vollkaufmann" seine Firma eintragen lassen muß, so kann sich mancher den Luxus gestatten, ohne Inventur zu arbeiten, ja selbst ohne kaufmännische Bücher. Sein Erwerb ist ja verhältnismäßig wenig Schwankungen unterworfen, daher seine Bücher, wenn er wirklich solche führt, ihm zeigen, daß sein Geschäftsgewinn ziemlich gleich bleibt. Da aber jetzt im größten Teil von Deutschland Einkommensteuer eingeführt ist, so werden sich alle Apotheker, um den ihnen als „Neunundneunzigern" sonst unabwendbar drohenden Steuerüberschätzungen zu entgehen, wohl allmählich gezwungen sehen, kaufmännische Bücher zu führen. Um diese anzulegen, bedarf es aber zunächst der Inventur.

Das erste Jahr, welches man als Apothekenbesitzer durchmacht, pflegt das am wenigsten einträgliche zu sein. Dafür sorgen eine Menge von Ausgaben, die sich später nicht in demselben Maße wiederholen, namentlich auch die Ergänzung des Warenlagers. Wenn man nun über den Gewinn dieses ersten Jahres einen Überblick nur dadurch zu erhalten suchte, daß man die baren Ausgaben von den Einnahmen abzieht, so würde man sicher ein trostloses, aber Gott sei Dank nicht richtiges Bild gewinnen. Ich entsinne mich sehr wohl aus meiner ersten

Erste geschäftliche Handlungen nach erfolgter Übernahme. 13

Besitzzeit, wie schmerzlich mir das Bewußtsein war, in 6 Wochen alles ausgegeben zu haben, was ich mir vorher in der chemischen Industrie erworben hatte, und nun gar nichts zu besitzen als Schulden. Hätte ich eine Inventur gemacht beim Beginn meines Geschäfts, so hätte ich mich aus einer geordneten Buchführung überzeugen können, daß meinen Schulden, die ich für eingekaufte Waren gemacht hatte, als Aktiva noch der größte Teil der Waren gegenüberstand, die in meinen Vorratsräumen lagerten. Jedenfalls empfehle ich eine Inventur aufs dringendste allen denen an, die beabsichtigen, solche Geschäftsbücher zu führen, welche das Gesetz von ihnen verlangt. Nach dem Handelsgesetz ist der Apotheker ein Vollkaufmann, und ein solcher muß kaufmännische Bücher führen, die so beschaffen sind, daß man den Vermögensstand aus ihnen nachweisen kann. Solche Bücher zu führen ist nicht sehr schwer. Einige behaupten sogar, es sei ein Vergnügen. Zu diesen begeisterten Geschäftsleuten gehöre ich nun keineswegs, kann vielmehr versichern, daß mir die Führung von Büchern lästig ist, weil sie nicht produktiv ist. Führen muß ich sie trotzdem, weil ich mich ohne dieselben im steten Zweifel über mein Geschäft und daher recht unglücklich fühlen würde. Aus diesem Geständnis darf man schließen, daß ich meinen Kollegen nur das Allernotwendigste empfehlen werde und keine Liebhaberei. Ich bitte den geneigten Leser, das Kapitel von der Buchführung nicht nur genau zu lesen, sondern geradezu zu studieren. Zwar wird es ihm bei gutem Willen sehr viel leichter werden, nach meinen Ausführungen sich in den Gegenstand hineinzudenken, als es mir ohne Anleitung geworden ist, mich hineinzufinden. Aber das Verständnis ist doch nicht so leicht, daß man mit oberflächlichem Lesen den Gegenstand begreifen kann. Man wird nicht umhin können, zunächst die gegebenen Musterbücher nachzuarbeiten, indem man sie aus einigen Blättern liniierten Papiers anlegt und, dem Text folgend, jedesmal die in demselben vorgeschriebene Eintragung macht. Dabei muß man sich Zeit nehmen. Man darf nicht denken, daß die Sache im Fluge erfaßt werden kann. Überdies wird ein Apothekenkäufer gut tun, sofern er von der Buchführung noch nichts kennt, sich mit der folgenden Anweisung in der Zeit vor der Übernahme vertraut zu machen, damit er nach geschehener Übernahme ohne Zögern die Bücher nach dem gegebenen Muster anlegen kann.

Die Buchführung.

Eine Buchführung, die bestimmt ist, dem Gesetz entsprechend über den Vermögensstand Aufschluß zu geben, muß nach den Grundsätzen der kaufmännischen doppelten Buchführung eingerichtet sein. Bei den meist sehr kleinen nicht sehr komplizierten Geschäften der Apotheker genügt aber die allereinfachste Form derselben, wie sie nachstehend gelehrt werden soll. Diese Form ist mit der geringsten Mühe verbunden und kann nach den gegebenen Beispielen wirklich erlernt werden, weil sie zunächst gar kein besonderes Verständnis voraussetzt, nicht übergroße Aufmerksamkeit verlangt und sich unmittelbar an das pharmazeutische Bedürfnis anschließt. Sollte sie für ein sehr großes Geschäft nicht ausreichen, so kann sie mit leichter Mühe dem Bedürfnis entsprechend weiter ausgebaut werden. Ich muß aber bemerken, daß in Deutschland nicht viele Apotheken vorhanden sein werden, für die sie nicht ausreichen möchte. Dagegen glaube ich, daß eine große Anzahl Apotheken heut noch ganz ohne Buchführung ist, weil auch die allereinfachste Form der doppelten Buchführung den Besitzern noch zu viel Arbeit macht oder — zu schwierig scheint. Statt dessen führen sie lieber das ganz unbrauchbare „Umsatzbuch", das trotz seiner Wertlosigkeit fast ebensoviel Arbeit verursacht wie eine regelrechte Buchführung. Ich muß selber gestehen, daß ich im Anfang meines Apothekenbesitzes bei meinem nicht gerade kleinen Geschäft auch nichts weiter zu machen verstanden habe. Dabei habe ich fortwährend die Unbehaglichkeit empfunden, über meine Geschäfte nicht völlig im klaren zu sein, war aber nicht imstande, in Ermangelung einer für unsere Verhältnisse passenden Anleitung, mich aus diesem Zustand zu befreien.

Inventur. Zum Anfang und Schluß der Buchführung gehört die Inventur, d. h. die Aufnahme aller im Geschäft vorhandenen Werte. Ohne Inventur kann nicht berechnet werden, wieviel an einem Geschäft in einem bestimmten Zeitabschnitt gewonnen oder verloren worden ist.

Unter Inventur versteht man die Aufstellung eines Verzeichnisses von den zu einem Geschäft gehörenden Wertstücken. Das sind bei einer Apotheke: Das Grundstück mit dem Hause, das Privilegium oder die Konzession, die Geschäftseinrichtung, das Warenlager, der Kassenbestand, vorhandene Wertpapiere, die Hypothekenschulden, Geschäftsschulden und Außenstände. Die Inventur aller dieser Wertstücke ist leicht genug auszuführen, nur das Warenlager und bis zu einem gewissen Grade die Geschäftseinrichtung machen Schwierigkeiten. Man kann letztere aber in einer den pharmazeutischen Verhältnissen entsprechenden Weise verringern, wenn man in der nachstehenden Weise verfährt:

Für die erste, nach der Übernahme aufzunehmende Inventur macht man sich ein Verzeichnis der in der Apotheke zu erwartenden Waren, etwa nach einer Handverkauftstaxe, in der auch Spezialitäten stehen, oder nach einem Drogistenverzeichnis oder nach dem in jedem geordneten Geschäft vorhandenen Warenkatalog. Neben dem Namen der Ware läßt man jedesmal mindestens 2 Rubriken Raum, für Gewicht (Zahl) und für den Preis der Ware. Der Raum eines halben Bogens ist genügend, um diese beiden Rubriken so oft zu wiederholen, daß das einmal angelegte Verzeichnis für mehrere Inventuren dienen kann. Bei der Aufnahme sind am vorteilhaftesten zwei Personen tätig, von denen eine nur die Zahlen in das Verzeichnis schreibt, während die andere die Menge der Waren bei teuren abwägt oder zählt, bei billigen abschätzt. Ist es gar nicht möglich, eine vollständige und genaue Inventur der Warenvorräte zu machen, so muß man sich damit behelfen, nur die Vorräte aufzunehmen, die mehr ins Geld laufen, und dazu gehören auch die Spezialitäten. Bleiben die Mengen der obsoleten Kräuter, Chemikalien und galenischen Präparate aus der Inventur weg, oder werden mit einem immer gleich bleibenden Betrag nach Schätzung angenommen, so ist das kein Unglück, wogegen es für die Gewinnberechnung eines kleinen Geschäfts schon ins Gewicht fällt, ob 1 Faß Lebertran und eine Sendung Spezialitäten mitgerechnet werden oder nicht. Die „Kommissionsware" ist auch mit zu inventarisieren, da ihr als dem Aktivum ja der passive Wert der Rechnung gegenübersteht. Die Inventur des Warenlagers sollte eigentlich alle 2 Jahre gemacht werden. Da aber der Apotheker gewöhnlich keine Spekulationskäufe macht, so wird sich nach einigen Jahren der Zustand einstellen, daß der Lagerbestand immer derselbe bleibt und annähernd denselben Wert behält. Tritt dieser Zustand ein, so kann man sich allerdings die Inventur des Warenlagers sparen und es bei jedem Abschluß mit demselben Wert einstellen. Bei kleinen Geschäften tritt dieser Zustand bald ein, bei großen kommt er spät, oder auch niemals. So ist bei meinem jetzigen Geschäft ein Gleichgewicht erst nach 15 Jahren eingetreten.

Für den Wert des Hauses, der Konzession und der Geschäftseinrichtung muß man sich gleich von Anfang an einen bestimmten Begriff schaffen. Zu dem Zweck läßt man die Holzeinrichtung durch einen Tischlermeister taxieren, das Grundstück mit Haus durch einen Maurermeister. Die Gefäße taxiert man nach einem Preisverzeichnis. Der Wert, den man für die Konzession bezahlt hat, wird gefunden, wenn man von dem gezahlten Preise samt Kaufabgaben die Summe der Werte von Hausgrundstück, Warenlager und Geschäftseinrichtung abzieht.

Aus den oben besprochenen Bestandteilen wird die erste Inventur bestehen, die man nach geschehener Übernahme aufstellt. Bei Anlage der Bücher kommen dann noch hinzu: Der anfangs vorhandene Kassenbestand, etwaige Wertpapiere oder sonstige Vermögensstücke, die Hypothekenschulden und sonstige Schulden und bei den nächsten Inventuren noch die Außenstände.

Bevor ich nun auf die Buchführung eingehe, die ich für den Apotheker als die bequemste ansehe, sind noch einige Kunstausdrücke zu besprechen, die öfters vorkommen und deren Begriffe nicht immer richtig aufgefaßt werden.

Konto ist die Abrechnung mit einem Geschäftsfreund. Als solcher werden in der Buchführung nicht etwa nur **persönliche Gläubiger** (Kreditoren) und **persönliche Schuldner** (Debitoren) angesehen, sondern auch einzelne Geschäftszweige. So führt man ein Konto für die Kasse (das Kassakonto); eins für das Hausgrundstück; das Warenlager; die Geschäftseinrichtung;

ein Nebengeschäft u. s. w. Mit diesen Konten rechnet das Geschäft, das selbst schließlich im Kapitalkonto gipfelt, ab, wie mit persönlichen Geschäftsfreunden. Selbst der Geschäftsbesitzer tritt in der Buchführung nur als Geschäftsfreund auf und erhält sein eigenes Konto, mit dem das unpersönliche Haupt des Geschäfts, das Kapitalkonto wie mit allen andern abrechnet.

Soll (Debet) bedeutet die Einnahme oder Schuld eines Konto, Haben (Kredit) eine Ausgabe oder Guthaben desselben. Diese Begriffe darf man, um sie sich klar zu machen, nicht auf den Geschäftsinhaber beziehen, sondern nur auf das Konto selbst, mit dem sie zusammen genannt werden. Das Soll, die Einnahme wird immer links, das Haben, die Ausgabe immer rechts gebucht. Im Anfang kann man sich schwer daran gewöhnen, daß „Soll" oder Schuld eine Einnahme und „Haben" oder Kredit eine Ausgabe bedeutet. Man muß sich deshalb klar machen, daß, wenn ein Konto empfängt, es dadurch zum Schuldner wird, und wenn es gibt, zum Gläubiger. Zahlt das Geschäft, so macht es Ausgaben an ein Konto, das dadurch zum Schuldner wird; das Geld kommt aber von einem anderen Konto, das dadurch Gläubiger wird.

„An" ist eine Abkürzung, welche bedeutet, ein Konto schuldet an .... „Per" ist der Gegensatz dazu mit der Bedeutung, ein Konto wird entlastet durch .... Beide Ausdrücke werden immer in Beziehung zum Soll und Haben gebraucht, indem man alle Posten im Soll an der linken Seite eines Konto mit „an", im Haben an der rechten Seite mit „per" einführt.

Saldo ist der Rest, der bei Abschluß eines Konto erforderlich ist, um die beiden Summen von Soll und von Haben einander gleich zu machen. Er kann sowohl als Schuld wie als Guthaben auftreten. Ein Saldo kann bleiben beim Abschluß der Konten persönlicher

Gläubiger oder Schuldner, beim Kassakonto, Warenkonto, Hypothekenkonto u. a. m., nicht aber bei solchen Konten, die Gewinn oder Verlust bringen, also nicht beim Privatkonto des Geschäftsherrn, Zinsenkonto, Geschäftsunkostenkonto, Mietzinskonto. Nach Abschluß eines Konto wird bei Beginn der neuen Rechnung der Saldo als **Saldovortrag** aufs neue eingetragen, und zwar an der entgegengesetzten Seite als der, auf welcher er beim Abschluß steht.

Zwischenzinsen, **Diskonto**, **Skonto**, sind Zinsen, die zwischen Geschäftsleuten gebräuchlich und gesetzlich zulässig sind. Sie werden in Rechnung gestellt, wenn die Zahlung vor dem Tage erfolgt, an dem sie fällig ist, oder bei Überschreitung des Zahlungstermins.

Bilanz, Gleichgewicht, ist die Gegenüberstellung der Rechnungsergebnisse aus dem gesamten Soll und Haben eines Geschäfts unter Zurechnung des entstandenen Gewinns oder Verlustes. Diese Rechnungsergebnisse bezeichnet man als **Aktiva**, wenn sie ein Guthaben des Geschäfts sind, und als **Passiva**, wenn sie eine Geschäftsschuld darstellen.

Die Buchführung spielt sich im wesentlichen in den 3 nächstfolgenden Büchern ab, nämlich

1. **Kassabuch** zur Eintragung aller mit Zahlung verbundenen Geschäftsvorfälle.

2. **Memorial** zur Eintragung aller Geschäftsvorfälle, bei denen nicht sofort gezahlt wird.

3. **Hauptbuch** zur Einordnung aller Aufzeichnungen aus Kassabuch und Memorial. Von diesem Hauptbuch kann man in umfangreichen Geschäften das **Kontokorrentbuch** abzweigen, in welches alle persönlichen Konten eingetragen werden.

Ein Inventur- und Bilanzbuch wird im folgenden nicht besonders geführt werden. Es ist hier weggelassen, um die Zahl der Buchmuster nicht überflüssig zu vermehren. In der Praxis aber hat man meist ein solches Buch, welches geheim gehalten werden kann, damit nicht Jeder Einsicht in die Vermögensverhältnisse gewinnt. Dem Gesetz nach sollen alle Geschäftsabschlüsse der Reihe nach gesammelt und 10 Jahre lang aufbewahrt werden, und dazu eignet sich am besten ein besonderes Bilanz- und Inventurbuch, ein gewöhnliches Kontobuch von der dünnsten Sorte. Für ein kleines Geschäft könnte es ein Oktavbuch sein, wenn nur die Seiten mit fortlaufenden Zahlen versehen sind.

Journal nennt man ein zur Bequemlichkeit angelegtes Buch, das dazu dient, die Aufzeichnungen des Kassabuchs und Memorials nach Konten zu sammeln, damit man nicht so viele einzelne Zahlen in das Hauptbuch eintragen braucht. In sehr kleinen Geschäften wird man seiner nicht bedürfen.

Die folgenden Bücher bilden keinen wesentlichen Bestandteil der Buchführung. Sie werden nur entweder zur vorläufigen oder zur weiter ins einzelne gehenden Aufzeichnung derjenigen Posten benutzt, die in das Kassenbuch oder ins Memorial geschrieben werden.

Die Tagesübersicht ist das Buch, welches bisher in den meisten Apotheken statt einer geordneten Buchführung unter dem Namen „Umsatzbuch" oder ganz unzutreffend „Kassenbuch" geführt worden ist. Es ist ganz überflüssig für die Buchführung und wird hier nur erwähnt, um nicht ganz gegen alles Herkommen zu verstoßen. In meinem Geschäft wird es zwar aus alter Anhänglichkeit noch ausgefüllt, aber nicht benutzt. Es kann ja sein, daß dereinst irgend ein Käufer meines Geschäfts es nach dem „Umsatz" zu kaufen gedenkt. Es ist nichts als Geschäftsstatistik.

Hilfsbuch 1 kann ein Oktavbuch sein, das in der Kasse liegt, um die kleinen Tagesausgaben aufzuschreiben.

Hilfsbuch 2 kann ein Oktavbuch sein, in dem die

Privatausgaben im einzelnen verrechnet werden, nachdem sie in größeren Summen der Kasse entnommen sind, also etwa das Wirtschaftsbuch der Hausfrau.

Ein Warenbuch ist für pharmazeutische Zwecke entbehrlich und ebenso ein Fakturenbuch. Letzteres wird dadurch ersetzt, daß man alle Rechnungen, nachdem man sie im Memorial gebucht hat, in einem Briefordner heftet.

Alle hier aufgeführten Bücher sind in jeder Handlung von Kontobüchern zu kaufen, die „Tagesübersicht", wenn man sie nötig zu haben glaubt, in einer Handlung pharmazeutischer Pappwaren.

Wenn man sich in der Buchführung nach den folgenden Mustern üben will, so richtet man sich die Probebücher aus einigen Blättern von liniiertem Papier ein, wie es die Buchbinder vorrätig haben, oder zieht sich die Linien selbst.

Als Regeln für die Buchführung merke man sich folgendes: 1. Es darf in den Zahlenreihen nicht radiert werden. Dies ist auch eine Forderung des Handelsgesetzes, welches jedes Unkenntlichmachen einer Zahl verbietet. In den Büchern, außer dem Hauptbuch, kann man eine irrtümlich eingesetzte Zahl ausstreichen, sodaß sie noch lesbar bleibt, und durch die darübergeschriebene richtige ersetzen. Im Kassenbuch kann die Verbesserung (storno), wenn man sich in der Buchseite geirrt hatte, dadurch ausgeführt werden, daß man sie mit einer erklärenden Bemerkung zweimal auf die andere Seite schreibt, oder wenn sie unrichtig war, je nach Umständen, rechts oder links die Ergänzungszahlen zur Berichtigung nachträgt und dies durch eine Bemerkung erklärt. Im Hauptbuch streicht man eine irrtümlich oder unrichtig übertragene Zahl mit einem dünnen Strich aus und schreibt die Erklärung dafür daneben; im Journal, als bloßem Sammelbuch, würde Radieren allenfalls zulässig sein. Besser aber würde es sein, wenn man ausstreicht und die richtige Zahl darüber schreibt oder folgen läßt. — Radieren oder sonstiges Unkenntlichmachen einer Eintragung würde immer den Verdacht zulassen, daß etwas dagestanden hat, was man verheimlichen will. Die Beweiskraft der Bücher würde dadurch beeinträchtigt. 2. Die Bücher dürfen in den Zahlenstellen keine offenen Stellen haben, die möglicherweise nachträglich ausgefüllt werden könnten. In den Zahlenspalten muß daher jede freie Stelle durch einen Querstrich ausgefüllt werden. Größere freibleibende Spalten werden beim Abschluß durch einen schrägen Strich als gefüllt bezeichnet.

Um die Buchführung bei etwaiger Unbekanntschaft mit derselben zu üben, lese man den nachfolgenden Text und trage in dem Maße, als man in demselben fortschreitet, die darin vorkommenden Zahlen in die anzulegenden Übungsbücher ein, wie der Text vorschreibt. Von Zeit zu Zeit vergleiche man dann mit den weiter hinten angehefteten Buchmustern, mit denen man bis zu Ende genau in Übereinstimmung bleiben muß.

Ich, Ernst Mylius, habe die Apotheke meines Vaters übernommen. Sie hat 15 000 Mk. Geschäftseinnahmen, ein Haus gehört dazu, dessen Obergeschoß vermietet, ein Stück Feld, das verpachtet ist. Der Preis beträgt 120 000 Mk. Ich habe kein Kapital weiter als 2000 Mk., die ich mir gespart habe. Am 1. Mai 1903 findet die Übernahme statt, ich lasse gleich nachher meine Firma eintragen und beginne mein Geschäft mit der Inventur. Dazu nehme ich als Gehilfin meine Schwester, die aufschreibt, während ich wäge, taxiere oder zähle. Später wird das erhaltene Verzeichnis alphabetisch geordnet und für die vorgefundenen Vorräte der Preis etwa nach Gehes Preisverzeichnis ausgerechnet. Mit der Schätzung von Grund und Boden und Gebäuden betraue ich den Rats-

Die Buchführung.

baumeister, mit der Schätzung der Holzeinrichtung einen Tischlermeister in der Stadt, die Geräte und Gefäße schätze ich nach dem Preisverzeichnis von Warmbrunn u. Quilitz. Nach alledem ergibt sich:

Wert des Grundstücks samt Gebäuden	45 000 Mk.
Wert des Warenlagers	9 000 -
Wert der Geschäftseinrichtung . . .	15 000 -
Demnach Wert des Privilegiums (120 000 — 69 000)	51 000 -
	120 000 Mk.

Dies ist mein Besitz und außerdem habe ich jene 2000 Mk. Ersparnisse. Dem gegenüber stehen Schulden, und zwar:

I. Hypothek (Sparkasse zu Königsberg) 40 000 Mk.
II. Hypothek (mein Vater C. Mylius)   80 000 -

Aus diesen Werten besteht meine Eingangsinventur am 1. Mai 1903. Ich schreibe sie, meinen kleinen Verhältnissen entsprechend, statt in ein Inventur- und Bilanzbuch in das Memorial, in das ja alle Geschäfte kommen, bei denen kein bares Geld angefaßt wird. Die Werte werden folgendermaßen angeordnet:

Inventur am 1. Mai 1903.

Aktiva:		Passiva:	
Apothekengrundstück .	45 000	Hypothek an Sparkasse zu Königsberg .	40 000
Warenlager . .	9 000	Hypothek an C. Mylius . .	80 000
Geschäftseinrichtung . . .	15 000		
Privilegium . .	51 000		
Bares Geld . .	2 000		
	122 000		120 000

Bei der nun beginnenden Buchführung muß man sich schon jetzt daran gewöhnen, sich selbst als Besitzer ganz aus dem Gedankengang zu lassen. Das Geschäft bildet ein einheitliches Ganzes und Besitzer ist nur ein Geschäftsfreund, der als „Kapitalkonto" bezeichnet wird und mit dem abgerechnet wird, wie mit jedem anderen Geschäftsfreund. Auch die Geschäftseinrichtung, das Privilegium, Warenlager und so weiter sind Geschäftsfreunde, mit denen das Geschäft abrechnen will. Jeder derselben wird als Konto eingeführt in der „Eingangsbilanz", welche lautet:

Eingangsbilanz.

Aktiva:			Passiva:		
Grundstückkonto	H. 1	45 000	Hypothekenkonto (2 Gläubiger) . .	H. 6	120 000
Warenkonto (Lagerbestand) .	H. 2	9 000	Kapitalkonto . . .	H. 7	2 000
Geschäftseinrichtungskonto . . .	H. 3	15 000			
Privilegiumkonto	H. 4	51 000			
Kassenkonto (Kassenbestand)	H. 5	2 000			
Summa		122 000	Summa		122 000

Die Wahrheit bescheinigt

…………berg, den 1. Mai 1903. E. Mylius.

Diese Eingangsbilanz wird in das Memorial (oder in ein Inventur- und Bilanzbuch) eingetragen und nun jedem der aufgeführten Konten ein Platz im Hauptbuch angewiesen, dem Buch, in welchem mit jedem Geschäftsfreund abgerechnet wird. Konto und Geschäftsfreund bedeutet für dieses Buch das nämliche. Die einzelnen Posten werden im Hauptbuch auf dieselbe Kontoseite getragen, auf der sie in der Eingangsbilanz stehen, und zwar denkt man sich dabei, daß das Kapitalkonto als

Geschäftsherr die Verteilung der Werte an die 7 Konten vornimmt, die dann im Hauptbuch folgendes Aussehen bekommen:

Soll   Fol. 1. *Grundstückskonto.*   **Haben**

An Kapitalkonto	M. 1	45000				

Fol. 2. *Warenkonto.*

An Kapitalkonto	M. 1	9000				

Fol. 3. *Geschäftseinrichtungskonto.*

An Kapitalkonto	M. 1	15000				

Fol. 4. *Privilegiumkonto.*

An Kapitalkonto	M. 1	51000				

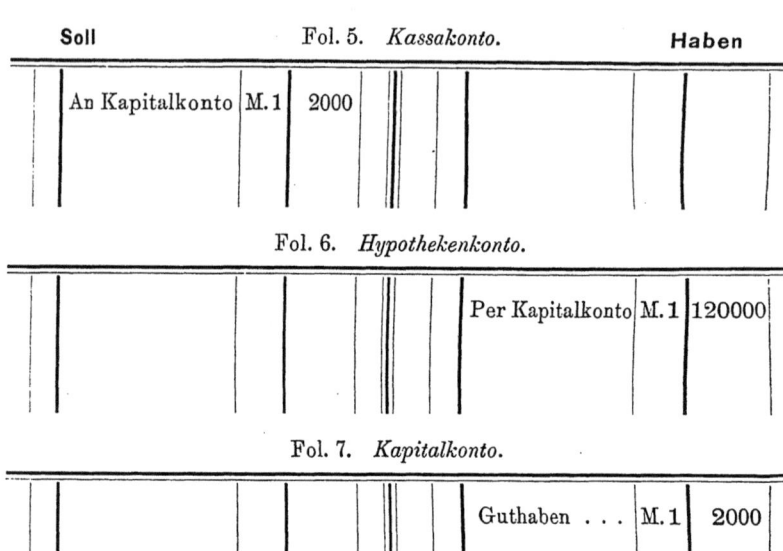

Bei allen diesen Eintragungen ist der Vermerk angebracht M. 1, dies bedeutet Memorial Fol. 1. Ein derartiger Vermerk wird stets bei der Übertragung einer Zahl an eine andere Stelle gemacht, damit wenn nötig nach rückwärts gefolgt werden kann, woher diese Zahlen stammen. Gleichzeitig wird bei der Übertragung vermerkt, wohin übertragen worden ist. Daher steht bei der Eingangsbilanz vor jeder Zahl die Foliumnummer des Konto im Hauptbuch, wohin sie übergeführt worden ist (H. 1, 2 u. s. f.).

Bei der Eingangsbilanz waren die Summen der linken und der rechten Seite einander gleich. Da nun die einzelnen Zahlen auf die Konten des Hauptbuches in demselben Sinne übertragen worden sind, wie sie in der Bilanz stehen, so geben jetzt alle Zahlen der linken Seite im Hauptbuch zusammengezählt dieselbe Summe wie die der rechten Seite. **Im weiteren Verlauf der Buchführung muß dieser Zustand erhalten bleiben.** Zu jeder Zeit müssen die Summen auf beiden Seiten des Hauptbuches einander gleich sein. Ist dies nicht der Fall, so ist irgendwo ein Fehler gemacht worden.

Da ein jeder Vorfall in dem nun beginnenden Geschäft ein Handel zwischen zwei Geschäftsfreunden ist, von denen der eine gibt, der andere nimmt, so muß er auch zweimal eingetragen werden, das einemal als Einnahme eines Konto, das anderemal als Ausgabe eines anderen. Wenn man so verfährt, so bleibt der Zustand des Gleichgewichts stets erhalten und bietet eine Probe auf die Richtigkeit der Eintragungen. Auf ihm beruht vornehmlich die Beweiskraft der kaufmännischen Buchführung.

Am ersten Tag meines Besitzes, den 1. Mai 1903, schreitet mein Geschäft nun vorwärts. Nehmen wir zunächst die Geschäftsvorfälle durch, bei denen sich eine Zahlung abspielt. Diese müßten sämtlich in das Kassenkonto eingetragen werden und in ein anderes mit diesem handelndes Konto. Es würde aber zu sehr vielen Irrtümern führen, wenn man alles sogleich in das Hauptbuch eintragen wollte. Deshalb werden zuerst alle Geschäftsvorfälle, bei denen eine Zahlung geleistet wird, in das im **Kassenbuch ausführlich durchgeführte** Kassenkonto eingetragen. Wie das Kassenkonto im Hauptbuch mit dem Kassenbestand 2000 Mk. beginnt, so wird dieser auch im Kassenbuch auf der linken Seite vorgetragen, und zwar schreibe ich ihn in die zweite Spalte des Kassenbuchs, die dazu da ist, die größeren Summen aufzunehmen, die man durch Summieren von Einzeleintragungen der ersten Spalte erhalten hat. Am 1., 2.,

28 Die Buchführung.

3., 4. Mai und so den ganzen Monat über werden in der Apotheke Einnahmen gemacht, die an jedem Abend dem Geldkasten in der Apotheke entnommen und in das Kassenbuch auf der linken Seite desselben eingetragen werden. Damit erst sind sie in das gekommen, was

Fol. 1. **Soll** *Kassenbuch.*

1903 Mai						
	1	Eingangskassenbestand ..			2000	—
	1	An Warenkonto für Kassalosung ...	40	20		
	2	do.	30	—		
	3	do.	35	10		
	4	do.	38	—		
	5	do.	42	—		
	6	do.	58	—		
	7	do.	27	20		
	8	do.	43	—		
	9	do.	42	—		
	10	do.	45	—		
	11	do.	37	—		
	12	do.	41	—		
	13	do.	56	—		
	14	do.	25	10	559	60
	14	An Verschiedene Schuldner.......			23	50
	15	An Warenkonto für Kassalosung ...	35	—		
	16	do.	37	—		
	17	do.	25	—		
	18	do.	37	—		
	19	do.	28	—		
	20	do.	30	—		
	21	do.	20	20		
	22	do.	27	—		
	23	do.	30	—		
	24	do.	40	—		
	25	do.	37	—		
	26	do.	30	—		
	27	do.	50	—		
	28	do.	16	—		
	29	do.	30	—		
	30	do.	25	—		
	31	do.	30	—	527	20
		Summa ..		—	3110	30

man in der Buchführung Kassa nennt, das Kassenkonto. Dieses Bargeld ist Erlös aus dem Warenkonto, von dem es an das Kassenkonto abgeliefert wird. Ich schreibe daher auf die linke Seite, erste Spalte des Kassenbuchs, jeden Abend die Einnahmen als eine Schuld der Kasse an das Warenkonto ein, wie nachher folgt. Bis zum 14. Mai folgen die Erlöse aus dem Warenkonto ununterbrochen aufeinander. Da werden auch einige vorher auf Kredit genommenene Rezepte bezahlt. Ich zähle die verschiedenen Kassalosungen zusammen, im ganzen 559,60 Mk. und schreibe diese Summe in die zweite Spalte und trage darauf ein: 14. Mai, An verschiedene Schuldner 23,50 Mk. (d. h. die Kasse schuldet an das Konto Verschiedene Schuldner 23,50 Mk.). Von da an bestehen die Einnahmen wieder in einfacher Kassalosung und werden bis zum 31. Mai so fortgeführt, wie das Muster zeigt, am 31. aber die gleichartig benannten Zahlen der ersten Spalte summiert und die Summe in die zweite Spalte geschrieben.

Inzwischen haben auch Zahlungen stattgefunden. Am 5. Mai sind Bücher von Julius Springer angeschafft und gleich bezahlt worden. Ich schreibe in die zweite Spalte der rechten Seite des Kassenbuchs Per Geschäftseinrichtungskonto (Bücher von Julius Springer) 15 Mk. Die Ausgabe bedeutet diesmal eine Leistung des Kassakonto an das Geschäftseinrichtungskonto. Am 11. Mai entnehme ich für meinen Bedarf 60 Mk., womit ich einen Sommeranzug bei Schneider Tilmans bezahle und trage ein: Per E. Mylius (Schneidermeister Tilmans) 60 Mk. — Am 15. Mai wird der Dachdecker Freitag bezahlt mit 40 Mk. Die Kasse zahlt dies, aber wer bekommt es eigentlich? Welches Konto ist der Empfänger? Die Ausgabe vermindert den Gewinn aus dem Grundstück, also die Mieten. Schreiben wir sie auf Mietzinskonto.

So schreibe ich ein: 15. Mai Per Mietzinskonto (Dachdecker Freitag) 40 Mk. — Am 17. Mai braucht meine Frau für die Wirtschaft Geld. Ich gebe ihr 100 Mk., die sie nun in ihrem Haushaltungsbuch verrechnen soll. Wer ist der Empfänger? Mein eigenes Konto, E. Mylius. Ich schreibe an: 17. Mai Per E. Mylius (für die Haushaltung) 100 Mk. — Am 19. Mai wird für 4 Mk. Wachs in der Apotheke eingekauft; ein Besen, Wischtücher und Briefpapier für 3 Mk., Briefmarken und Postkarten für 3 Mk. Das Wachs kommt offenbar dem Warenkonto zu gute, Besen, Wischtücher und Briefpapier aber werden völlig verbraucht werden zu gunsten des Ganzen. Sie gehören mit vielem anderen zum Unkostenkonto. Also schreibe ich an: 19. Mai Per Unkostenkonto (Besen, Wischtücher u. s. w.) 3 Mk. — Per Warenkonto (Wachs) 4 Mk. — Die Briefmarken und Postkarten werden garnicht als Waren betrachtet, sondern einfach als noch zur Kasse gehörig angesehen und nach ihrem Werte im Kassenbestand mitgezählt. Es steht aber auch nichts im Wege, sie als Ausgabe auf Warenkonto anzuschreiben, da sie diesem bei der Verwendung für Bestellungen doch zu gute kommen werden. Auch Frachten würde man auf Warenkonto buchen. Entspricht es meinem Geschmack mehr, sie auf Unkostenkonto zu setzen, so könnte auch niemand etwas dagegen haben.

Am 20. Mai müssen die Gerichtskosten für den Kauf bezahlt werden. Sie betragen 1000 Mk. Diese Kosten bekomme ich nicht wieder, es sind „Unkosten" und als solche müßte ich sie buchen. Hier aber will ich nach 2 Monaten einen Abschluß machen und der würde mir dann zeigen müssen, daß ich bankerott bin, weil ich nach 2 Monaten noch nicht 1000 Mk. verdient haben kann. Ich schreibe sie deshalb auf Grundstückkonto: 20. Mai Per Grundstückkonto (Gerichtskosten für den Kauf)

Die Buchführung. 31

1000 Mk. Die Feuerversicherung des Geschäfts mit
100 Mk. Ausgabe wird am 22. Mai auf Unkostenkonto,
die Versicherung des Privatmobiliars mit 80 Mk. auf
mein Konto E. Mylius, am 25. Mai die Versicherung

Kassenbuch (Kassenkonto) **Haben** Fol. 1.

Mai	5	Per *Geschäftseinrichtungskonto* (Bücher von Jul. Springer)			15	—
	11	*E. Mylius* (Schneider Tilmans)			60	—
	15	*Mietzinskonto* (Dachdecker Freitag) .			40	—
	17	*E. Mylius* (für Haushaltung)			100	—
	19	*Warenkonto* (Wachs)			4	—
		Unkostenkonto (Wischtücher, Besen u. s. w.)			3	—
	20	*Grundstückkonto* (Gerichtskosten für den Kauf)			1000	—
	22	*Unkostenkonto* (Feuerversicherung des Geschäfts)			100	—
		E. Mylius (Feuerversicherung des Mobiliars)			80	—
	25	*Mietzinskonto* (Grundsteuer und Versicherung des Hauses)			150	—
	26	*E. Mylius* (Einkommensteuer)			200	—
	31	*Unkostenkonto* (Kost für das Geschäftspersonal)	100	—		
		do. (Gehalt)	130	—		
		do. (Fehler am Kassenbestand)	—	10	230	10
		Kassenbestand			1128	20
		Summa . .			3110	30

des Hauses samt der Grundsteuer mit 150 Mk. auf das
Mietzinskonto geschrieben. — Die Einkommensteuer
mit 200 Mk. kommt am 26. Mai auf mein Konto
E. Mylius. Am 31. Mai ist 130 Mk. Gehalt zu zahlen.
Dies kommt auf Unkostenkonto. Ebenso die freie Kost,
für die 100 Mk. der Kasse entnommen und der Hausfrau
in den Haushalt zur Verrechnung im Haushaltungsbuch
übergeben werden.

Am Monatsschluß sehe ich nach, ob meine Kasse noch stimmt. Ich zähle zunächst mit Bleistift die linke und die rechte Seite des Kassenbuchs zusammen. Links bekomme ich als Summe 3110,30 Mk. Einnahmen, rechts 1982,00 Mk. Ausgaben. Folglich müßten 1128,30 Mk. vorhanden sein. Es finden sich aber nur 1128,20 Mk. und es ist durchaus nicht zu ermitteln, wo die fehlenden 10 Pf. geblieben sind. Es bleibt nichts übrig, als diese auf Unkostenkonto zu schreiben.

Nunmehr schreibe ich den Kassenbestand von 1128,20 Mk. an die rechte Seite des Kassenbuchs, addiere beide Seiten, die als Summe 3110,30 Mk. geben und schließe das Kassenkonto so ab, wie es das Buchmuster auf Seite 110 zeigt. Der rechts unter dem Haben der Kasse vorhandene Kassenbestand von 1128,20 Mk. wird dann für den Monat Juni im Soll auf der linken Seite des Kassenbuchs aufs neue vorgetragen.

Außer diesen Kassengeschäften, die alle sogleich im Kassenbuch angeschrieben waren, haben sich vom ersten Tage an Geschäfte abgespielt, bei denen bares Geld zunächst nicht in Frage kommt. Diese werden in meinem zweiten Buche, dem Memorial, eingetragen, und zwar jedes sogleich als Ausgabe eines Konto und Einnahme eines anderen, so wie sie später in das Hauptbuch kommen müssen. Von der Einnahme, die das Warenkonto macht, muß ein Teil noch auf Rechnung bleiben, das, was die Herren Kollegen gewöhnlich als ihr „Rezepturkonto, Handverkaufkonto, Kassenkonto" u. s. w. bezeichnen. (Übel gewählte, mißverständliche Ausdrücke, die kein Kaufmann richtig verstehen kann.) Alle Tage bleibt etwas auf Rechnung, und ich könnte mein Memorial vielleicht bedeutend entlasten, wenn ich diese einzelnen Posten in ein Hilfsbuch alltäglich eintrage, um am Monatsschluß die Summen durch das Memorial ins Hauptbuch überzuführen. Dadurch aber würde meine Buchführung, die ich jetzt erst lernen muß, für mich nur schwieriger zu begreifen sein. Wenn ich sie genügend geübt haben werde, kann ich noch Hilfsbücher anlegen, so viel mir gut scheint. Für jetzt schreibe ich jedenfalls ganz kunstgerecht alles, was auf Rechnung gekauft und verkauft wird, täglich in mein Memorial. Am 1. Mai bleiben 1,5 Mk. vom Handverkauf, 2 Mk. Privatrezepte, 5 Mk. Kassenrezepte unbezahlt, somit bleibt im ganzen 8,5 Mk. auf Rechnung für Verschiedene Schuldner. Dies ist ein Guthaben für das Warenkonto. Ich schreibe also im Memorial an: (links) Verschiedene Schuldner 8,5 Mk.; (rechts) Warenkonto hat gut 8,5 Mk. Am 2. Mai habe ich Verschiedene Schuldner 5 Mk., am 3. Mai 2 Mk., am 4. Mai 3 Mk., am 5. 5 Mk., am 6. 4,5 Mk. Dies trage ich auf dieselbe Weise ein, sodaß nun das Memorial so aussieht:

Schuldner				Memorial.			Gläubiger	
1903 Mai	1	Verschiedene Schuldner		8	50	Warenkonto hat gut	8	50
	2	„		5	—	„	5	—
	3	„		2	—	„	2	—
	4	„		3	—	„	3	—
	5	„		5	—	„	5	—
	6	„		4	50	„	4	50

Am 6. Mai kommen aber auch eine Anzahl am 1. Mai bestellte Waren samt den zugehörigen Rechnungen an, und zwar: Waren von Gehe & Co. für 200 Mk.; von Brückner, Lampe & Co. für 100 Mk.; Kartonnagen (auch Waren) von Fellgiebel & Ismer für 100 Mk.; Korke von Schuster & Lange für 60 Mk.; eine Pillenmaschine (für Geschäftseinrichtungskonto) von Georg Wenderoth und

einige Löffel, Mörser u. s. w., zusammen 15 Mk. Auch dies kommt in das Memorial:

Mai	6	Warenkonto schuldet	200	—	Gehe & Co. haben gut	200	—
	6	„	100	—	Brückner, Lampe & Co.	100	—
	6	„	100	—	Fellgiebel & Ismer	100	—
	6	„	60	—	Schuster & Lange	60	—
	6	Geschäftsein-richtungskonto	15	—	Georg Wenderoth	15	—

Ob die Waren in „Kommission" oder gegen „Barzahlung" oder auf halbjährige Rechnung geliefert sind, ist dabei ganz gleichgültig, ich trage sie immer erst in das Memorial ein, sowie vom Lieferanten eine Rechnung kommt. Nur wenn sie sofort bezahlt werden, kommt die Zahlung in das Kassenbuch und das Memorial wird nicht benutzt.

Nun kommen 7 Tage, an denen nichts anzuschreiben ist, als das, was von verschiedenen Schuldnern auf Rechnung bleibt. Es wird wieder ins Memorial eingetragen:

Mai	7	Verschiedene Schuldner	3	—	Warenkonto	3	—
	8	„	5	—	„	5	—
	9	„	2	50	„	2	50
	10	„	6	—	„	6	—
	11	„	8	—	„	8	—
	12	„	12	—	„	12	—
	13	„	2	—	„	2	—
	14	„	5	—	„	5	—

Unter diesen „Verschiedenen Schuldnern" sind einige Kassen. Den etwa auf diese entfallenden Rabatt habe ich

Die Buchführung. 35

gleich noch vor der Eintragung abgezogen. (Ich könnte
aber auch die ungekürzten Beträge einfügen, müßte aber
dann bei Ausschreibung der Rechnung den Rabatt zweimal in das Warenkonto eintragen, einmal links mit dem
Warenkonto als Schuldner und einmal rechts als Ent-
nahme aus dem Konto Verschiedene Schuldner, sodaß
dieses Gläubiger ist.)

Am 10. Mai habe ich die Kisten samt leeren Gefäßen an Gehe & Co., an Brückner, Lampe & Co. und
an Fellgiebel & Ismer zurückgesendet. Diese werden
mir am 15. Mai mit 4 Mk., 3 Mk., 2,5 Mk. in Rechnung
gestellt. Ferner bekomme ich eine Rechnung von der
Putzmacherin Donner für meine Frau über einen neuen
Hut, im Betrage von 20 Mk. Am gescheitesten täte ich,
diesen sofort zu bezahlen, denn wenn ich nachher an mein
Hauptbuch gehe, werde ich merken, daß ich für die
Donner ein neues Konto errichten muß, und daß eine
größere Zahl persönlicher Konten sehr beschwerlich für
die Buchführung ist. So klug bin ich heut aber noch
nicht, bezahle die Putzmacherrechnung nicht gleich, sondern schreibe an:

Mai	15	Gehe & Co. (zu-rückges. Kiste).	4	—	Warenkonto	4	—
		Brückner, Lampe & Co. (zurück-ges. Kiste) . . .	3	—	„	3	—
		Fellgiebel & Ismer (Kiste) . .	2	50	„	2	50
		E. Mylius	20	—	Putzmacherin Donner	20	—

Hierauf folgen während des ganzen übrigen Mai nur
noch auf Rechnung bleibende Warenverkäufe, die in das
Memorial eingetragen werden:

3*

Mai	15	Verschiedene Schuldner	2	—	Warenkonto	2	—
	16	„	3	—	„	3	—
	17	„	1	50	„	1	50
	18	„	4	—	„	4	—
	19	„	5	—	„	5	—
	20	„	7	—	„	7	—
	21	„	6	—	„	6	—
	22	„	8	—	„	8	—
	23	„	5	—	„	5	—
	24	„	4	—	„	4	—
	25	„	3	—	„	3	—
	26	„	1	80	„	1	80
	27	„	2	50	„	2	50
	28	„	4	—	„	4	—
	29	„	7	—	„	7	—
	30	„	3	—	„	3	—
	31	„	2	—	„	2	—

Den ganzen Monat über habe ich in das Memorial auf der rechten und linken Seite gleiche Zahlen eingetragen. Um mich zu überzeugen, daß alles richtig ist, addiere ich am Monatsschluß beide Seiten und finde rechts wie links als Summe 644,80 Mk. (s. das Muster des Memorial auf S. 106).

Jetzt folgt der Juni. Am 1. Juni fällt mir ein, daß ich doch eigentlich besser wegkommen würde, wenn ich die Warenrechnungen gleich bezahle. Sie sind mit drei Monat Ziel ausgestellt und für diesen Zahlungsaufschub ist ein Zinssatz von 6 Proz. auf den Preis geschlagen. Ich kann deshalb 6 Proz. sparen, wenn ich gleich bezahle und die 6 Proz. als „Skonto" abziehe. So gut kann ich bares Geld nirgends sonst anlegen. 6 Proz. aufs Jahr macht auf 3 Monate $1^1/_2$ Proz. Diese hätte ich vom Rechnungsbetrage abziehen dürfen, wenn ich sofort oder innerhalb 8 Tagen bezahlt hätte. Nun sind schon 24 Tage seit Eintreffen der Rechnungen vergangen,

Die Buchführung.   37

da werden die Geschäftsfreunde kaum mehr gestatten, daß man volle 1½ Proz. abzieht. Es muß nun das Skonto für 90 — 24 = 66 Tage abgezogen werden. Bei Gehe & Co. betrug die Rechnung 200 Mk. 4 Mk. sind als Betrag der Kiste mit Gefäßen bereits abgezahlt, bleiben noch 196 Mk. zu bezahlen. Von diesen wären auf 90 Tage 100 : 1,5 = 196 : X. — X = 2,94 Mk. zu kürzen. Für 66 Tage sind demnach abzuziehen 90 : 66 = 2,94 Mk. : X. — X = 1,94 Mk. Demnach sind zu bezahlen 196 — 1,94 = 194,06 Mk. an Gehe. Nun ist es Gebrauch, bei Zahlung größerer Summen das Postgeld ebenfalls abzuziehen oder durch den Empfänger bezahlen zu lassen, wenn er es sich gefallen läßt. (Gesetzlich ist es nicht.) In diesem Falle würden es 30 Pf. sein. Ich zahle also auf eine Postanweisung an Gehe & Co. ein 194,06 Mk. — 0,30 Mk. = 193,76 Mk. und klebe die 30 Pf. als Postmarken auf die Karte. Dadurch habe ich meiner Kasse also 194,06 Mk. entnommen und trage daher auf der rechten Seite des Kassenbuches ein:

1. Juni Per Gehe & Co. 194,06 Mk. Auf dem Postanweisungsabschnitt an Gehe & Co. bemerke ich:

Rechnung vom 6. Mai . . . . . 200,00 Mk.
Kiste zurückgesendet 4,00 Mk.
Skonto für 66 Tage . 1,94 „
Postgeld . . . . . . 0,30 „   6,24 „
Eingezahlt . . . . . 193,76 Mk.

An Gehe & Co. sind demnach 194,06 Mk. in Bar und 1,94 Mk. als Skonto am 1. Juni bezahlt. Letztere müssen auch eingetragen werden und zwar, da eine Barzahlung nicht stattgefunden hat, in das Memorial. Wer trägt nun eigentlich die Schuld an Gehe & Co. ab? Dasjenige Konto, das am 6. Mai durch Gehe & Co. belastet worden ist, das Warenkonto. Dies ist jetzt in der

Lage, nunmehr wieder Gehe & Co. zum Schuldner zu machen. Ich schreibe also in das Memorial:

(Schuldner)	(Gläubiger)
1. Juni Gehe & Co. (Skonto) 1,94 Mk.	1. Juni Warenkonto (Skonto) 1,94 Mk.

Auf die gleiche Weise wird bei Brückner, Lampe & Co. und bei Fellgiebel & Ismer verfahren. In das Kassenbuch (rechte Seite) kommt also ferner: 1. Juni Per Brückner, Lampe & Co. 95,94 Mk. und Per Fellgiebel & Ismer 96,43 Mk.; dagegen in das Memorial

Schuldner	Gläubiger
1. Juni Brückner, Lampe & Co. (Skonto) 1,06 Mk.	Warenkonto 1,06 Mk.
Fellgiebel & Ismer (Skonto) . 1,07 „	„ 1,07 „

Am 1. Juni beträgt außerdem das Konto **Verschiedene Schuldner** 3 Mk., die ins Memorial eingetragen werden, und ebenso die übrigen unbezahlten Rezepte bis zum 15. Juni wie folgt:

Juni	1	Verschiedene Schuldner	3	—	Warenkonto	3	—
	2	„	4	—	„	4	—
	3	„	2	—	„	2	—
	4	„	1	80	„	1	80
	5	„	4	—	„	4	—
	6	„	2	—	„	2	—
	7	„	5	—	„	5	—
	8	„	4	—	„	4	—
	9	„	4	—	„	4	—
	10	„	6	—	„	6	—
	11	„	4	—	„	4	—
	12	„	7	—	„	7	—
	13	„	3	—	„	3	—
	14	„	5	—	„	5	—
	15	„	2	50	„	2	50

Die Buchführung.

Nun kommen wieder einmal Waren von Gehe & Co. für 200 Mk. Die Kiste mit dem Werte von 3 Mk. wird gleich wieder zurückgesendet. Demnach kommt in das Memorial:

16. Juni An Warenkonto 200 Mk. ||| Per Gehe & Co. 200 Mk.
   An Gehe & Co. . 3 „ ||| Per Warenkonto 3
   (zurückges. Kiste) |||

Gleichzeitig bezahle ich bar 100 Mk. an Gehe & Co., die ich in das Kassenbuch schreiben muß (siehe das Muster auf S. 113 rechte Seite). Auf diese 100 Mk., die ich sofort bezahle, samt der Kiste für 3 Mk., die sofort zurückging, gebühren mir 1½ Prozent Zwischenzinsen oder Skonto, das macht 1,54 Mk. Diese stelle ich Gehe & Co. in Rechnung und trage ins Memorial:

16. Juni An Gehe & Co. (Skonto) 1,54 Mk. ||| Per Warenkonto (Skonto) 1,54 Mk.

Weiter folgen nun im Memorial bis zum 30. Juni die auf Rechnung gebliebenen Außenstände:

Juni								
16	*Verschiedene Schuldner*	3	—		*Warenkonto*	3	—
17	„	2	50		„	2	50
18	„	1	80		„	1	80
19	„	2	—		„	2	—
20	„	3	—		„	3	—
21	„	5	—		„	5	—
22	„	6	—		„	6	—
23	„	3	—		„	3	—
24	„	7	—		„	7	—
25	„	2	—		„	2	—
26	„	6	—		„	6	—
27	„	8	—		„	8	—
28	„	7	—		„	7	—
29	„	5	—		„	5	—
30	„	2	—		„	2	—
30	*E. Mylius,* eigene Wohnung	166	66		*Mietzinskonto*	166	66
30	*Unkostenkonto,* Kost des Personals.	100	—		*E. Mylius*	100	—

Jetzt, am Vierteljahresschluß, fällt mir ein, daß mein Mieter ja heut seine Wohnungsmiete an mich bezahlt hat. Ich wohne doch auch in dem meinem Kapitalkonto gehörigen Hause und müßte auch Miete an das Mietzinskonto zahlen. Nach stadtüblichen Mietpreisen würde der Jahreswert meiner Wohnung 1000 Mk. betragen. 2 Monate habe ich gewohnt, also hätte ich 166,66 Mk. an das Mietzinskonto zu zahlen. Da hierbei eine Barzahlung nicht gemacht wird, kommt der Vorfall in das Memorial: Links als Schuldner E. Mylius 166,66 Mk. und rechts als Gläubiger das Mietzinskonto mit ebensoviel.

Für die freie Kost des Geschäftspersonals sind auch in diesem Monat 100 Mk. verbraucht worden. Da meine Frau aber noch nicht dringend bares Geld bedarf, lasse ich diesen Posten diesmal nicht durch die Kasse gehen, sondern durchs Memorial und schreibe in diesem an: links Unkostenkonto für Kost des Personals 100 Mk. Was kommt nun rechts? Nun, der Gläubiger, der die Zahlung geleistet hat. Das ist in diesem Fall meine Frau, oder der Haushalt. Der ist immer unter dem Konto E. Mylius gebucht; also im Memorial rechts wird als Gläubiger eingetragen E. Mylius 100 Mk., wie vorstehend schon ausgeführt.

Die Kassengeschäfte waren indessen auch den Juni über eingetragen worden. Auf die linke Seite kamen alle Einnahmen, die das Warenkonto an die Kasse alltäglich abgeliefert hatte, wie sie in dem Buchmuster auf S. 110 eingetragen sind. Am 30. Juni bezahlt noch eine große Krankenkasse eine Rechnung von 200 Mk. Das ist wieder das Konto Verschiedene Schuldner. Sie werden unter diesem Titel im Kassenbuch vereinnahmt. Für eine im Hause befindliche Mietwohnung erhalte ich 250 Mk. Ich schreibe also unter die Einnahmen: Mietzinskonto (Mietzahlung von Hrn. X.) 250 Mk.

Dagegen haben die Ausgaben während des Monats Juni noch in folgendem bestanden:

Am 5. Juni habe ich angefangen einzusehen, daß es nicht wohlgetan ist, alles bare Geld im Hause aufzubewahren. Ich denke, daß ich für etwa 100 Mk. in der nächsten Zeit keine Verwendung haben werde. Dafür kaufe ich mir in dem Bankgeschäft meines Wohnorts Wertpapiere. Diese Ausgabe trage ich ein als: Per Wertpapierkonto 100 Mk. Bei der Gelegenheit erfahre ich von dem Bankier, daß ich bei ihm auch ein Kontokorrent anlegen kann, d. h. ich kann jederzeit bares Geld bringen und wieder abheben. Für mein Guthaben werden mir dann 3 Prozent Zinsen vergütet. Darauf gehe ich ein und zahle sogleich 500 Mk. ein, die der Bankier in das neue bei ihm für mich errichtete Konto einträgt. Als Quittung bekomme ich ein Beibuch, welches eine Abschrift meines Konto enthält. Diese Ausgabe trage ich in mein Kassenbuch: 5. Juni per Bankgeschäftkonto 500 Mk. Von nun an behalte ich nach Möglichkeit gar kein Geld mehr im Hause, sondern trage alles gleich nach dem Bankgeschäft, um es erst wieder zu holen, wenn ich es ausgeben will. So bezahle ich am 8. Juni 100 Mk., am 12. 150, am 18. 300 Mk. an das Bankgeschäft und trage jedesmal dies als Ausgabe per Bankgeschäftkonto ein.

Am 30. Juni muß ich meine Zinsen für die Hypothekenschulden bezahlen. Dies sind, bei Berechnung von 4½ Prozent Zinsen für insgesamt 120 000 Mk., auf 2 Monate 900 Mk. Diese 900 Mk. liegen nicht bar in meiner Kasse, sondern nur 500 Mk.; 400 Mk. müssen also aus dem Bankgeschäft geholt werden. Ich schreibe daher ins Kassenbuch unter Einnahmen: An Bankgeschäftkonto 400 Mk. und unter Ausgabe: Per Zinsenkonto 900 Mk. — Auch 135 Mk. Gehalt habe ich zu zahlen und trage unter Ausgabe: Per Unkostenkonto (Gehalt) 135 Mk. ein. Damit ist der Monat Juni zu Ende gekommen und ich schließe mein Kassenbuch wieder ab: Zuerst zähle ich die linke Seite zusammen und finde 3198,20 Mk. als Summe vom Kassenbestand (Eingang) und Einnahme. Auf der rechten Seite finde ich beim Zusammenzählen 2672,43. Diese Summe, die Ausgaben, von derjenigen der linken Seite abgezogen, gibt 526,77. Dies muß der noch vorhandene Kassenbestand sein, und in der Tat finde ich beim Nachzählen 526,77 Mk. vor. Ich schreibe diesen Kassenbestand der rechten Seite im Kassenbuche zu, addiere, finde als Summe übereinstimmend mit der linken Seite 3198,20 und schließe nun das Kassenbuch so ab, wie das Muster auf Seite 110 zeigt.

Ich habe nunmehr während der beiden Monate alle Einnahmen und Ausgaben, sowohl bare als rechnungsmäßige, gewissenhaft aufgeschrieben. Um sie übersichtlich in Konten zusammenzustellen, die es ermöglichen, den Stand meines Vermögens, das jetzige Kapitalkonto, zu ermitteln, muß ich sie in das Hauptbuch übertragen. Dies könnte aus den beiden ersten Büchern, dem Kassenbuch und dem Memorial, sofort geschehen und vielleicht tue ich das später auch. Sicherer ist aber, das Sammeln in Konten in einem besonderen Buche vorzunehmen, da man dadurch im stande ist, die für manche Konten sehr zahlreichen Einzelposten in wenige große Zahlen zusammenzuziehen, bevor man sie dem Hauptbuch übergibt. Ich lege mir also ein „Journal" an, in das ich zuerst sämtliche Posten vom Monat Mai eintrage. Zuerst nehme ich das Memorial vor und übertrage aus ihm von der linken Seite: Verschiedene Schuldner 8,50 Mk. auf die linke Seite des Journals und zwar in die erste Geldspalte. Darauf 5 Mk., 2 Mk., überhaupt was irgend als Einnahme oder „Soll", „Schuld" der Verschiedenen Schuldner angeschrieben ist. Bei jeder Übertragung kommt das Folium des Memorials als Hinweis in das Journal und das Folium des Journals in das Memorial, damit man immer finden kann, woher die einzelnen Zahlen stammen. Habe ich alle Einnahmen der verschiedenen Schuldner im Journal, so addiere ich und setze die Summe, hier 140,30 Mk., in die zweite Zahlenspalte. Ebenso mache ich es für die linke Seite mit allem, was auf Warenkonto als dessen Einnahme gebucht ist, woraus man die Summe 460 bekommen wird. Dann folgt das Geschäftseinrichtungskonto und so fort, bis alles von links auf die linke Seite des Journals übertragen ist, geradeso wie es das Muster auf Seite 112 zeigt. Ebenso mache ich es darauf mit der rechten Seite des Memorials. Darauf kommt das Kassenbuch daran. Auch dessen einzelne Posten werden im Journal auf die beschriebene Weise gesammelt, aber auf der entgegengesetzten Seite. Alles, was im Kassenbuch rechts steht, kommt im Journal nach links, alles von der linken Seite des Kassenbuches nach rechts im Journal. Das will mir anfangs zwar durchaus nicht einleuchten. Schließlich mache ich mir aber doch folgendes klar: Das Kassenbuch stellt nichts weiter dar, als die ins einzelne gehende Verrechnung des Kassakonto mit den übrigen Konten. Von dieser Verrechnung wird aber nur die eine Hälfte aufgeschrieben, welche die Kasse selbst betrifft, während doch nach den Grundsätzen der Buchführung jedes Geschäft zweimal, einmal als Einnahme, einmal als Ausgabe, zu buchen ist. Die zweite fehlende Buchung wird nun aber dadurch ausgeführt, daß man die Aufzeichnungen aus dem Kassenbuch in entgegengesetztem Sinne in das Hauptbuch (mit Hilfe des Journals) überträgt. Dagegen kommt von den Einzelbuchungen des Kassakontos im Kassenbuch nur ein Auszug im gleichen Sinne ins Hauptbuch, nämlich Einnahme und Ausgabe.

Ich fange also mit dem Kassenbuch auf der linken Seite an. Da steht Eingangskassenbestand 2000 Mk. Dieser ist keine neue Einnahme, stellt kein Geschäft dar, steht auch schon als Eingangsbestand im Kassakonto des Hauptbuches. Darauf kommt Schuld an Warenkonto 559,60 Mk. Diese werden mit dem Vermerk aus K(assenbuch) 1 im Journal an der rechten Seite eingetragen: Warenkonto 559,60 Mk. Dafür kommt in das Kassenbuch der Übertragungsvermerk J(ournal) 4. Ebenso mache ich es mit der folgenden Zahl für Warenkonto: 527,20 Mk., und nachher Verschiedene Schuldner 23,50 Mk. Hierauf verfahre ich mit der rechten Seite des Kassenbuches ebenso, ich übertrage also alle dortigen Aufzeichnungen unter dem Bestreben, die gleichartigen möglichst zusammenzuziehen, auf die linke Seite des Journal. Den Kassenbestand aber übertrage ich nicht, er stellt ja kein Geschäft dar.

Habe ich nun alle Geschäfte des Monats Mai in das Journal übertragen? Nein, es fehlt das Kassakonto selbst mit seinen Einnahmen und Ausgaben. Ich ermittele daher die Einnahme im Mai, indem ich von der Summe der linken Seite des Kassenbuches, 3110,30 Mk., den Eingangskassenbestand abziehe, und erhalte als Einnahme 1110,30 Mk. Diese kommen auf die gleichlautende linke Seite des Journal als: Kassakonto, Einnahme im Monat Mai 1110,30 Mk. Die Ausgabe wird ebenso ermittelt, indem ich von 3110,30 Mk. den verbliebenen Kassenbestand, 1128,20 Mk., abziehe. Der Rest wird als Ausgabe im Monat Mai, 1982,10 Mk., auf die rechte Seite des Journals geschrieben.

Damit sind nun endlich alle Geschäfte des Monats Mai in das Journal übertragen. Ist alles richtig gemacht worden? Wir wollen sehen! Da ja grundsätzlich jedes Geschäft einmal als Einnahme und einmal als Ausgabe vorkommt, so brauche ich ja nur im Journal jede Seite für sich addieren. Ich muß dann beiderseits gleiche Summen erhalten. Bei der Ausführung finde ich in der Tat auf jeder Seite 3737,20 Mk. Ich habe mich also nicht verschrieben.

Gesetzt den Fall, ich bekäme nicht gleiche Summen, so würde ein Fehler irgendwo vorliegen und ich hätte ihn nun zu suchen. In der ersten Zeit macht man ja leicht den Fehler, aus dem Kassenbuch in gleichem Sinne zu übertragen, statt in entgegengesetztem, oder man vergißt Einnahme und Ausgabe zu übertragen, oder man trägt Pfennige in die Spalte für Mark ein. Jedenfalls muß man suchen, bis man den Fehler findet. Die Verbesserung kann man durch Ausstreichen vornehmen oder selbst durch Radieren, obgleich letzteres eigentlich verpönt ist. Im Journal kann es aber nicht viel schaden, weil dies ja nur ein Sammelbuch, ein Hilfsmittel ist, dessen Angaben durch die übrigen Bücher kontrolliert werden.

Nunmehr mache ich mich auch an den Juni und übertrage die in ihn fallenden Aufzeichnungen aus Memorial und Kassenbuch, ebenso wie beim Mai geschah, ins Journal. Beim Abschluß des letzteren bekomme ich ebenfalls rechts und links gleiche Summen: 5336,30 Mk.

Unter uns gesagt, als sparsamer Mann ärgere ich mich eigentlich schon jetzt darüber, daß im Memorial und Journal so viel gutes Papier mit den vielen Einzelposten, Verschiedene Schuldner — Warenkonto, verdorben wird. Ich denke, daß ich das später viel einfacher machen werde, indem ich z. B. für den Juni alle Eintragungen für Verschiedene Schuldner — Warenkonto auf einem Blättchen Papier zusammenrechne und dann nur ins Journal eintrage: (links) 31 Posten An verschiedene Schuldner 119,60 Mk. und (rechts) Per Warenkonto 119,60 Mk. Nun, ändern, vereinfachen, verbessern kann ich ja später, so viel ich will, wenn ich nur erst das System der Buchführung beherrsche.

Nunmehr kommt die dritte Stufe der Buchführung, die Eintragung in das Hauptbuch. Eigentlich ist es die zweite Stufe, die nur durch die Sammlung im Journal vorbereitet war. Die Sache ist sehr einfach. Ich nehme erst die linke Seite, dann die rechte Seite des Journal vor und trage alle Aufzeichnungen, von links nach links, von rechts nach rechts, in die Konten des Hauptbuches ein und vergesse nicht die Buchungshinweise im Journal sowohl wie im Hauptbuch anzubringen. Das erste ist links: Verschiedene Schuldner 140,30 Mk. Das Konto habe ich noch nicht im Hauptbuch. Ich muß es erst anlegen: Fol. 8 Verschiedene Schuldner. Dann kommt Warenkonto 460 Mk. Das Konto besteht schon unter Fol. 2. Ich trage hier an der linken Seite die 460 Mk. ein und mache den Übertragungsvermerk. Das dann kommende Geschäftseinrichtungskonto besteht auch schon unter Fol. 3. Dagegen müssen die Konten Fellgiebel & Ismer, Brückner, Lampe & Co., Gehe & Co., E. Mylius erst angelegt werden. So fahre ich nun fort, alle Posten von beiden Seiten aus dem Journal in das Hauptbuch zu übertragen, bis ich mit dem Juni fertig bin. Es dauert eine ganze Weile und ich nehme mir nun vor, nicht wieder so lange mit den Übertragungen zu warten, sondern mindestens die Eintragungen in das Journal künftighin alle Monate zu machen.

Bei allen Übertragungen ist es sehr leicht möglich, daß man Fehler macht. Es kann sein, daß solche auch bei meiner Arbeit vorliegen. Die Probe darauf kann ich leicht machen: Nachdem alles aus dem Journal ins Hauptbuch übertragen ist, addiere ich mit Bleistift die

Posten eines jeden Konto, sowohl der rechten wie der linken Seite und addiere dann auf einem besonderen Blatt die erhaltenen Summen. Die Summe aus allen „Soll" des Hauptbuchs muß dann genau mit der aus allen „Haben" übereinstimmen. Ist das nicht der Fall, so muß der Fehler gefunden und verbessert werden. Trotzdem er nur zwischen Journal und Hauptbuch liegt, also sehr leicht zu finden sein müßte, verstecken sich solche Fehler doch manchmal merkwürdig lange, ehe man ihrer habhaft wird. Im vorliegenden Falle stimmt jedoch alles; ich finde als Summe aller Aufzeichnungen im Hauptbuch sowohl links als rechts 130906,84 Mk.

Da in der Sommermitte am wenigsten im Geschäft zu tun zu sein pflegt, so halte ich für das beste, um diese Zeit alljährlich meinen Abschluß zu machen, und fange auch diesmal gleich damit an, obgleich erst 2 Monate um sind. Ich bin sehr neugierig, wie mein Geschäft sich gestaltet hat. Das erste muß wieder sein, daß ich meinen Lagerbestand aufnehme, was sehr viel leichter gehen wird, als das erstemal, da ja das damals benutzte Verzeichnis noch vorhanden ist. Später werde ich dann nur alle 2 Jahre eine Wareninventur machen und inzwischen annehmen, daß das Warenlager das gleiche geblieben ist. In den meisten Apotheken wird dies wohl auch zutreffen. Der Wert des Warenbestandes, den ich natürlich erst nach einigen Wochen berechnet haben kann, stellt sich auf 9200 Mk. heraus. Inzwischen schließe ich der Reihe nach alle Konten im Hauptbuch ab, gerade so wie das beim Kassenbuch geschehen ist, um den jedem Konto entsprechenden Wert zu finden. Also fangen wir an mit dem Grundstückkonto. Der Wert des Grundstückes wäre nach demselben 46000 Mk. Nun fällt mir ein, daß das Grundstück doch durch den Gebrauch abgenutzt wird, wenigstens die auf ihm stehenden Gebäude, und ich habe schon davon gehört, daß man darum „Abschreibungen" zu machen hat. Da das auf dem Grundstück aufgeführte Gebäude nach der mir früher vom Maurermeister gemachten Taxe nur noch 15 900 Mk. wert ist, denke ich das Richtige zu treffen, wenn ich aufs Jahr 159 Mk., d. i. 1 Prozent, abschreibe. 100 Jahre sollte das Gebäude noch halten. Wenn 159 Mk. auf 12 Monate die Abschreibung bilden, so beträgt sie für 2 Monate 26,5 Mk. Ich schreibe also an die rechte Seite des Grundstückkonto als Ausgabe: 1 Prozent Abschreibung für 2 Monate 26,5 Mk. Ziehe ich nun die Summe der rechten Seite von der der linken ab, so bekomme ich als nunmehrigen „Saldo" des Grundstückkonto am 1. Juli 45 973,50 Mk., die ich eintrage. Dann ziehe ich die Summierungslinien zum Abschluß des Konto und schreibe die gleichen Summen rechts und links ein, um schließlich den gefundenen Saldo von 45 973,50 Mk. für die nächste Rechnung vorzutragen. Das Konto hat dann folgendes Aussehen:

Fol. 1. **Soll.**			*Grundstückkonto.*	**Haben.**	Fol. 1.
An Kapitalkonto	M. 1	45 000 —	Abschreibung für 2 Monate zu 1%		26,50
Kassakonto	J. 3	1 000 —	Saldo		45 973,50
Summa		46 000 —	Summa		46 000 —
Saldo Vortrag		45 973,50			

Nun kommt das Warenkonto daran. Es kann erst abgeschlossen werden, wenn der Warenbestand festgestellt ist. Sobald ich ihn genau weiß — 9 200 Mk. beträgt er — wird er rechts im Warenkonto eingetragen und beide Seiten mit Bleistift addiert. Es findet sich als Summe links 9664 und rechts 11 784,81 Mk. Der Unterschied beträgt 2120,81 Mk. Er wird als Gewinn des

Warenkonto links eingetragen, beide Seiten addiert, abgeschlossen und der Warenbestand für die neue Rechnung vorgetragen. Das Konto sieht dann so aus:

Fol. 2. Soll. *Warenkonto.* Haben. Fol. 2.

1. Mai	An Kapitalkonto, Warenbestand Schuld „ „ Gewinn	M. 1 J. 1 J. 3 J. 5	9 000 460 4 200 2 120 — — — — 81		Guthaben „ „ „ „ 30. Juni Warenbestand	J. 2 J. 4 J. 4 J. 6 J. 6 J. 6	140 30 9 50 1 086 80 123 67 4 54 1 220 — 9 200 —
	Summa		11 784 81		Summa		11 784 81
1. Juli	Warenbestand		9 200 —				

Beim **Geschäftseinrichtungskonto** finde ich mich in derselben Lage wie beim Grundstückkonto: Ich werde ihm eine Abschreibung gewähren müssen. Da ich denke, die Geschäftseinrichtung wird noch 20 Jahre reichen, so bemesse ich die Abschreibung auf 5 Prozent. Auf 15 000 Mk., den Wert, den die Einrichtung bei Geschäftsbeginn hatte, kommen demnach für 2 Monate 125 Mk. Diese trage ich als Ausgabe rechts in das Konto ein, addiere mit Bleistift beide Seiten, ziehe die kleinere Summe von der größeren ab, schreibe sie der kleineren rechts zu, gerade wie bei den vorhergehenden Konten, schließe ab und trage den jetzigen Wert der Geschäftseinrichtung vor, sodaß das Konto nun so aussieht:

Fol. 3. *Geschäftseinrichtungskonto.* Fol. 3.

	An Kapitalkonto	M. 1 J. 1 J. 3	15 000 15 15 — — —	30. Juni	Abschreibung 5% auf 2 Monate Saldo		125 — 14 905 —
	Summa		15 030 —		Summa		15 030 —
1. Juli	Saldo Vortrag		14 905 —				

Das Privilegiumkonto macht keine Schwierigkeiten. In ihm hat sich nichts verändert. Ich trage rechts denselben Saldo ein, der am 1. Mai übernommen worden war, 51 000 Mk., schließe das Konto ab und trage den Saldo von 51 000 Mk. für die neue Rechnung vor.

Das Kassakonto enthält, wie schon erwähnt, den gedrängten Auszug aus dem Kassenbuch. Nur der letzte Kassenbestand ist noch nicht darin enthalten. Wenn es richtig geführt ist, muß sein Saldo mit dem letzten Kassenbestand stimmen. Wollen einmal sehen: Rechts habe ich bei der Addition bekommen 4653,53, links 5180,30. Der Unterschied ist 526,77. Richtig, er stimmt mit dem letzten Kassenbestand im Kassabuch. Ich schreibe also diesen Saldo als „Kassenbestand" rechts zu den Ausgaben, zähle rechts und links zusammen, wodurch ich als Summe 5180,30 bekomme, schließe formgerecht ab und trage den Kassenbestand für die neue Rechnung vor. Das Konto sieht dann folgendermaßen aus:

Fol. 5.   *Kassakonto.*   Fol. 5.

	An Kapitalkonto	M. 1	2 000	—		Ausgabe im Mai	J. 4	1 982	10
	Einnahme im Mai	J. 3	1 110	30		„ „ Juni	J. 6	2 671	43
	Einnahme im Juni	J. 5	2 070	—	30. Juni	Kassenbestand		526	77
	Summa		5 180	30		Summa		5 180	30
1. Juli	Kassenbestand		526	77					

Mit dem Hypothekenkonto verhält es sich wieder wie mit dem Privilegiumkonto. Es hat sich nichts geändert. Das Kapitalkonto kann jetzt nicht abgeschlossen werden. In ihm gipfelt ja die ganze Rechnung, durch die erst gefunden werden muß, ob sich sein Wert vermindert oder vergrößert hat. Also kommt nun: Verschiedene Schuldner. Es wird behandelt wie das

Kassenkonto und durch Abziehen der Summe rechts, 223,50, von der Summe links, 259,90, der Bestand an noch ausstehenden Forderungen an Verschiedene Schuldner gesucht. Er beträgt 36,40 Mk. Das Konto wird nun abgeschlossen wie die vorigen und der Saldo vorgetragen. Dieser Saldo muß übrigens mit der Summe der noch vorhandenen Rezepte der verschiedenen Schuldner oder den sonstigen Notizen übereinstimmen, die darüber vorhanden sind (fälschlich von Vielen als „Konto-Rezepte" bezeichnet). Würde dieser Saldo nicht damit stimmen, so müßte man ihn danach berichtigen.

So fahre ich fort mit Abschließen der Konti und Vortragen der Saldi, wenn solche vorhanden sind. Bei dem Konto E. Mylius stutze ich: Die zu dessen Lasten geschriebenen 526,66 Mk. sind doch ganz verbraucht und auf meinem Konto kann sich nun doch kein Wert mehr vorfinden. Sie sind Verlust und werden auch zum Ausgleich dieses Konto einfach an der rechten Seite als Verlust 526,66 Mk. eingetragen. Dann schließe ich ab und trage nichts für spätere Rechnung vor. Das Konto sieht dann so aus, wie es sich auf Seite 120 darstellt.

Das Mietzinskonto hat wieder in seinem Wesen mehr Ähnlichkeit mit dem Warenkonto. Es kann Gewinn oder Verlust gewähren. Im vorliegenden Fall finde ich links bei den Ausgaben 190 Mk., rechts bei den Einnahmen 416,66 Mk. Es hat also einen Gewinn von 226,66 Mk. gebracht, den ich links eintrage und nun abschließe. Vorgetragen kann der Gewinn natürlich nicht werden.

Beim Abschluß des Unkostenkontos kann es sich natürlich auch nur um Verlust handeln; ich schließe es mit 568,10 Mk. Verlust ab. Dagegen werden die Konten Fol. 15, 16, 17, 18, 19 mit einem Saldo auf der rechten oder linken Seite abgeschlossen. Schließlich bleibt nur

4*

Die Buchführung.

das Zinsenkonto, das sowohl Gewinn als Verlust bringen kann, bei mir aber mit einem Verlust von 900 Mk. abgeschlossen wird.

Jetzt endlich bin ich mit sämtlichen Vorbereitungen für den Abschluß der Rechnung fertig. Ich schreibe ihn erst einmal im Unreinen auf ein Stück Papier, um mich zu überzeugen, ob ich auch keinen Fehler gemacht habe. Aus meinen Zahlen muß ich ja nicht nur ermitteln, wieviel mein Vermögen, wollte sagen, das Vermögen des Kapitalkonto beträgt (Vermögenbilanz), sondern auch nachweisen, wie dies Ergebnis durch Einnahme und Ausgabe zustande gekommen ist (Berechnung des Geschäftsgewinnes). Ich verfahre zu dem Zwecke so:

Ein Teil von den Konten ist mit einem Saldo abgeschlossen worden, der vorgetragen worden war. Diese Saldi stellen, einander gegenübergestellt, das Vermögen dar. Es sind rechts die Schulden des Kapitalkonto und links die Schulden der übrigen Konten an das Kapitalkonto. Ich finde links als Vortrag folgende Saldi: Grundstückkonto 45 973,50 Mk., Warenkonto: Warenlager 9200 Mk., Geschäftseinrichtungskonto 14 905 Mk., Privilegiumkonto 51 000 Mk., Kassakonto: Kassenbestand 526,77 Mk., Verschiedene Schuldner 36,40 Mk., Wertpapierkonto 100 Mk., Bankgeschäftkonto 650 Mk. Das sind lauter Werte, über die ich mich freue, Guthaben, die mein Kapitalkonto hat. Diese schreibe ich als sogenannte Aktiva alle auf einen Viertelbogen untereinander an der linken Seite auf. Nun besehe ich mir die Vortrag-Saldi an der unerfreulichen rechten Seite des Hauptbuches, die Passiva, das sind die Schulden des Kapitalkonto. Es sind: Fol. 7 Kapitalkonto 2000 Mk., Fol. 9 Gehe & Co. 95,46 Mk., Fol. 15 Putzmacherin Donner 20 Mk., Fol. 16 Schuster & Lange 60 Mk., Fol. 17 Wenderoth 15 Mk. und, wehe!

Die Buchführung. 53

Fol. 6 Hypothekenkonto 120000 Mk. Alle diese Saldi werden folgendermaßen angeordnet:

Bilanz.

Aktiva:		Passiva:	
Fol. 1 *Grundstückkonto*	45 973,50	Fol. 7 *Kapitalkonto*	2 000,00
„ 2 *Warenkonto* (Warenlager)	9 200,00	„ 9 *Gehe & Co.*	95,46
„ 3 *Geschäftseinrichtung*	14 905,00	„ 15 *Donner*	20,00
„ 4 *Privilegium*	51 000,00	„ 16 *Schuster & Lange*	60,00
„ 5 *Kassenbestand*	526,77	„ 17 *Wenderoth*	15,00
„ 8 *Verschied. Schuldner*	36,40	„ 6 *Hypotheken*	120 000,00
„ 18 *Wertpapiere*	100,00	Zuwachs zum Kapitalkonto	201,21
„ 19 *Bankgeschäftkonto*	650,00		

Beim Addieren finde ich als Summe der Aktiva 122 391,67, als Summe der Passiva 122 190,46. Der Unterschied, 201,21 Mk., ist der Wert, um welchen das Vermögen im Laufe der 2 Monate gewachsen ist. Es wird als Zuwachs zum Kapitalkonto an die rechte Seite geschrieben, und nun geben beide Seiten addiert die gleiche Summe 122 391,67.

Der oben gefundene Zuwachs zum Kapitalkonto, 201,21 Mk., muß sich nun als Gewinn auch bei der Gewinnberechnung herausstellen. Ich stelle ebenso wie Aktiva und Passiva die Einnahmen und Ausgaben, die Gewinne und Verluste des Geschäftes einander gegenüber.

Gewinn haben nur zwei Konten gegeben: Fol. 2 Warenkonto 2120,81 Mk. und Fol. 13 Mietzinskonto 226,66 Mk. Dagegen haben Verlust gebracht folgende: Fol. 12 E. Mylius 526,66 Mk., Fol. 14 Unkostenkonto 568,10 Mk., Fol. 20 Zinsenkonto 900 Mk. Ich versuche, ob die Summe aller Verluste, 1994,76 Mk., von der aller Gewinne, 2347,47 Mk., abgezogen 201,21 Mk., den Vermögenzuwachs als Rest gibt. Es ist nicht der Fall, sondern ich finde 352,71 Mk. als Gewinn. Daraus schließe ich, daß wohl Verluste vergessen worden sein mögen, und in der Tat komme ich endlich dahinter, daß ich vergessen habe, die Abschreibungen vom Grundstückskonto, 26,50 Mk., und vom Geschäftseinrichtungskonto, 125 Mk., unter den Verlusten aufzuführen. Nehme ich die noch dazu, so kommt der Gewinn 201,21 Mk. richtig heraus, wenn ich die Zahlen folgendermaßen anordne:

Berechnung des Gewinns.

Gewinn:		Verlust:	
Fol. 2 *Warenkonto* . .	2120,81	Fol. 12 *E. Mylius* . . .	526,66
„ 13 *Mietzinskonto* . .	226,66	„ 14 *Unkostenkonto* .	568,10
		„ 20 *Zinsenkonto* . .	900,00
		„ 1 Abschreib. zu 1 Proz. aus d. Grundstückkonto	26,50
		„ 3 Abschreib. zu 5 Proz. aus d. Geschäftseinrichtungskonto	125,00
		Gewinn	201,21
Summa . .	2347,47	Summa . .	2347,47

Nun habe ich einen gut stimmenden Abschluß, den ich als **Bilanz und Berechnung des Geschäftsgewinnes** in mein Memorial eintrage und wie bei der Eingangsbilanz unterschreibe.

Den Zuwachs des Vermögens schreibe ich schließlich noch in das Hauptbuch auf der rechten Seite dem Kapitalkonto, Fol. 7, zu. Nunmehr stehen alle Zahlen der Bilanz als Saldovortrag im Hauptbuch an gleicher Stelle, und auch das Kapitalkonto hat dieselbe Höhe wie in der

Bilanz. Mit letzterer kann die Buchführung am 1. Juli wieder ebenso beginnen wie am 1. Mai mit der Eingangsbilanz.

Gott sei Dank, daß ich mit der Rechnung fertig bin, und sie stimmt sogar bis auf den Pfennig. Nun, der nächste Abschluß wird schon weniger Mühe machen, denn da brauche ich mich nur nach dem Muster des jetzigen zu richten. Vielleicht kann ich, wenn ich mich erst in der Buchführung ganz sicher fühle, manches anders machen, z. B. alle Bilanzen statt in das Memorial in ein Inventur- und Bilanzbuch schreiben. Ferner könnte ich bei der Bilanz, statt alle Gläubiger unter den Passiven namentlich aufzuführen, sie alle zusammenziehen als „Verschiedene Gläubiger", wie ich „Verschiedene Schuldner" habe. Dann könnte ich, statt die verschiedenen Schuldner alle Tage ins Memorial einzutragen, sie täglich in ein Beibuch schreiben, aus dem ich die Summe nur alle Monate einmal ins Memorial übertrage, oder aber ich kann das Memorial weiter ausdehnen, indem ich jedem Schuldner ein besonderes Konto gebe. Ich kann auch als Abzweigung des Kassenbuches das Hilfsbuch für die kleinen täglichen Ausgaben an der Kasse einrichten, sowie das Hilfsbuch 2 für die Haushaltung selber führen, genug eine Menge mir bequeme Einrichtungen machen, die sich an das bisherige Gerippe meiner Buchführung anschließen. Ich kann auch mehr Konten einführen, wenn es mir geraten scheint, z. B. Versicherungskonto, Beleuchtungskonto u. dgl., werde aber damit möglichst sparsam sein, da natürlich die Arbeit damit wächst und die Übersichtlichkeit abnimmt.

Mit der Art, wie ich meine Bücher führe, ist mein guter Vater gerade nicht sehr einverstanden. Er hatte eine ganz andere Buchführung. Es war nichts als ein Kassenbuch mit Einnahme und Ausgabe, dann ein Buch, in das er alle Gläubiger und Schuldner einschrieb, und eins, in das er jeden Tag die Einnahmen und eine Menge Zahlen eintrug über Rezeptzahl, bezahlte Rezepte, unbezahlte Rezepte, bezahlten Handverkauf, unbezahlten Handverkauf, Nachbezahltes, Kassalosung und noch verschiedenes andere. Das Buch war sehr umständlich und schwer zu führen, denn am Monatsschluß stimmten die Summen gewöhnlich nicht recht. Kurzum, er meinte das auf Seite 20 erwähnte Umsatzbuch. Er wollte aber durchaus, daß ich dieses Buch auch führen sollte, weil ich sonst nicht wüßte, wieviel ich Rezeptur und Handverkauf hätte u. s. w., kurz er war mit meiner neumodischen Buchführung durchaus nicht zufrieden. Als ich ihm jetzt meinen Abschluß zeige, aus dem völlig klar und mit voller Sicherheit mein Geschäftsstand hervorgeht, wird er doch wankend und sagt: Donnerwetter, das sieht ja so nobel und busineslike aus wie der Geschäftsabschluß eines großen Aktienunternehmens und hat doch anscheinend auch nicht mehr Arbeit gemacht als mein gutes altgewohntes Anschreiben. Meinetwegen mach es nun, wie Du willst, aber tu mir die Liebe und schreibe noch Handverkauf und Rezeptur besonders auf. Es mag ja Unsinn sein, aber das pharmazeutische Herz hängt doch einmal daran. Na meinetwegen, denk ich, wenn es ein Herzenswunsch ist, kann dem noch nachgegeben werden. Alle bezahlten Rezepte werden ja so wie so schon eingeschrieben, schreibt man alle Abend den Preis der unbezahlten darunter, zieht dies monatlich zusammen und zieht es jedesmal von dem ab, was das Warenkonto im Monat auf der linken, Passiv-, Seite vereinnahmt, dann ist der Rest Handverkauf. Das kann ohne viel Arbeit in einem kleinen Büchlein neben der Buchführung herlaufen. Nützt es nichts, so schadet's auch nichts!

Nutzen der Buchführung.

Einen Nutzen der Buchführung habe ich von vornherein schon eingesehen, sonst hätte ich sie gar nicht angefangen: Ich kann mich jederzeit von dem Stande meines Geschäfts überzeugen und zwar ohne Selbstbetrug, und ich kann, wenn ich dereinst mein Geschäft wieder verkaufen will oder muß, dem gewöhnlich sehr mißtrauischen Käufer, der immer Lüge und Betrug wittert, einfach mein Hauptbuch aufschlagen und sagen: Da, sieh nach, wenn du meinen Angaben nicht glaubst, hier ist der Beweis. Aber auch sonst besitzt die bis zum Abschluß auf Heller und Pfennig durchgeführte Buchführung Beweiskraft, auch vor Gericht. Gesetzt den Fall, es behauptet jemand, von mir keine Bezahlung erhalten zu haben, trotzdem ich ihn bezahlt habe, ich kann aber den Beweis nicht durch eine Quittung führen, so würde er auch durch die Eintragung in mein Kassenbuch und die übrigen Bücher geliefert werden können. — Zur Einkommensteuer wird gemeiniglich der Apotheker sehr gern über das billige Maß hinaus herangezogen. Reklamieren hilft dann gewöhnlich nichts, es sei denn, daß ich mit der Faust auf mein Hauptbuch schlagen kann: Hier ist der Beweis für meine Reklamation! Vor dem Hauptbuch beugt sich respektvoll der wildeste Steuerinspektor, er muß seine Beweiskraft anerkennen.

Meine Buchführung gibt mir Wahrheit. Aber freilich, die Wahrheit, die ich jetzt zu wissen bekommen habe, schmeckt etwas bittersüß. Es ist ja ganz nett, daß mein Vermögen sich um 201,21 Mk. vermehrt hat; aber ich hatte mir das eigentlich von meiner Gehilfenzeit her viel üppiger vorgestellt. In Wahrheit bin ich sogar nicht 201,21 Mk. reicher geworden, sondern, weil ich die

1000 Mk. Kaufabgaben dem Grundstück zur Last geschrieben habe, bin ich um 1000 — 201,21 Mk. = 798,79 Mk. ärmer als vor 2 Monaten. Ich klage meinem Vater mein Leid und beklage mich halb und halb, daß er mir das Geschäft so teuer verkauft hat. Nun, nun, meint er, dank deiner Buchführung, die mir aufs beste behilflich sein wird, kann ich dir nachweisen, daß du zur Klage eigentlich keinen Grund hast. Nach meiner ehemaligen Buchführung wäre ich jetzt bankerott und es stünde verzweifelt um mich. Ich wüßte jetzt weiter nichts, als daß ich vor 2 Monaten 2000 Mk. in der Kasse hatte und heut 526,77 Mk., ein Wertpapier für 100 Mk. und 650 Mk. im Bankgeschäft und außerdem eine Anzahl Schulden. Schließlich wäre es mir nach Aufwendung vieler Mühe zwar wohl auch noch möglich geworden, eine Bilanz fertig zu bringen, die dann ergeben hätte, wie die Sachen standen, aber dadurch wäre mein Pessimismus auch nicht beseitigt. Ich hätte mein Vermögen zwar um soviel größer gefunden, als die Abschreibungen an Haus und Geschäftseinrichtung betragen, aber immer noch kleiner, als es vor 2 Monaten war. Irgendwelche Beruhigung hätte ich aber nicht finden können, daß es einmal besser werden könnte. Hier aber ist die Sachlage doch ganz klar durch einen Überblick über die einzelnen Konten zu ersehen: Die 1000 Mk. Ausgaben, welche dem Grundstückkonto zur Last geschrieben worden sind, kommen in dem Geschäft niemals wieder vor. Am Warenkonto, Geschäftseinrichtung und den meisten übrigen Konten ist sicherlich auch später nichts zu sparen. Aber das Unkostenkonto scheint mir doch etwas hoch belastet. Da möchte doch wohl später manches zu sparen sein. In der Tat findet sich bei seiner Durchsicht, daß die Feuerversicherung, die für mehre Jahre vorausbezahlt ist, nicht sobald wiederkehren wird. Auf dem Mietzinskonto wird weder Grundsteuer noch Feuerversicherung sich in diesem Jahre wiederholen, ebensowenig die Einkommensteuer auf deinem eigenen Konto. Außerdem würden die meisten unserer Kollegen wohl nicht Abschreibungen gemacht haben, sondern hätten den Betrag auch noch als Gewinn angesehen. Deine Rechnungsergebnisse muß ich also nach meinen sonstigen Erfahrungen als recht günstige ansehen, wenn ich auch zugeben muß, daß man als Verkäufer suchen würde, einen größeren Gewinn herauszurechnen, was mit Hilfe der alten unsicheren Buchführung oder noch besser unter Vermeidung einer Buchführung überhaupt recht leicht zu machen wäre. Meine Meinung ist, daß du gar keinen Grund zur Klage hast, wenn sich nach zwei Monaten schon ein Überschuß herausrechnen läßt, und daß der Abschluß nach einem weiteren Jahre ein wesentlich günstigeres Ergebnis liefern wird.

Ich kann also beruhigt weiter arbeiten und voll Hoffnung in die Zukunft sehen.

Was versteht man unter Amerikanischer Buchführung?

Die amerikanische Buchführung ist eine doppelte Buchführung, die an Stelle der vier Bücher: Kassenbuch, Memorial, Journal und Hauptbuch sich nur eines einzigen bedient, das man Hauptbuchjournal nennen könnte. Sie ist, da man eben nur mit einem Buch zu tun hat, außerordentlich einfach in der Ausführung und übersichtlich, gestattet in jedem Augenblick einen Abschluß zu machen und liefert die Probe auf Richtigkeit bei jeder Seite, die vollgeschrieben wird. Sie hat aber auch wesentliche

Nachteile. Zunächst muß das Hauptbuchjournal einen sehr großen Umfang haben, wenn man alle Einzelkonten darin aufnehmen will. Da dies nun bald seine praktische Grenze erreicht, so macht es eine Anzahl Beibücher und Abzweigungen nötig. Mindestens wird man für alle persönlichen Konten ein Kontokorrentbuch führen müssen (das in der früher durchgeführten Buchführung im Hauptbuch enthalten war). Für die „Verschiedenen Schuldner" würde der Apotheker ebenfalls ein Beibuch nötig haben. Weiter müssen die Rechnungssäulen sehr lang werden, da ja das, was sonst in drei Büchern auf zwei Seiten kam, nunmehr in eins untereinandergeschrieben wird. Daher muß das Buch nicht nur sehr breit und hoch, sondern auch sehr dick sein. Weiter liegt der Abschluß jederzeit jedem vor Augen, der in das Buch sehen kann; man müßte dann wiederum eine Abzweigung, ein Hauptbuch anlegen, in das man monatliche Überträge macht. Endlich kann man doch nicht jedem im Geschäft gestatten, augenblickliche Eintragungen zu machen, das macht wieder Beibücher nötig. Kurzum, der erste Eindruck ist bei dieser Abart der Buchführung viel mehr bestechend, als sie sich später erweist. Sie dürfte aber für **sehr kleine** Geschäfte zweckmäßig sein.

Diese Buchführung hier an einem Beispiel so durchzuführen, wie mit der doppelten Buchhaltung geschehen, ist nicht gut möglich, da die dazu erforderlichen Blätter einen gewaltigen Raum beanspruchen würden. Es ist aber auch nicht erforderlich. Vielmehr genügt es für den, der die doppelte Buchführung kennt, nachdem er das Vorhergehende durchgearbeitet hat, das beigefügte Muster anzusehen. Die Buchführung fängt mit einer Bilanz an, die auf die Konten verteilt, sich in der obersten Zeile eingetragen findet. In die vorderste Säule (Prima Nota) ist die eine Summe der Bilanz gesetzt. Die

Was versteht man unter amerikanischer Buchführung.

weiteren Geschäfte werden dann als Prima Nota jederzeit eingetragen, sobald sie stattfinden, und wenn sich Muße findet, in entsprechender Weise auf Soll und Haben des betreffenden Kontos übertragen, wie bei der doppelten Buchführung. Auch hier bleibt also der Zustand des Gleichgewichts jederzeit erhalten, sodaß, wenn man alle Zahlensäulen addiert, was ja jederzeit geschehen muß, wenn man mit einer Seite zu Ende ist, die Summen von Prima Nota, von allen Soll und allen Haben einander gleich sein müssen. Will man einen Abschluß machen, so braucht man nur, nachdem alle Säulen addiert sind, die Konten abschließen, wie auf dem Blatt mit dem Beispiel geschehen ist, indem man, wie früher gelehrt wurde, zum Ausgleich die Saldi, die Gewinne und die Verluste einträgt. Man stellt dann in bekannter Weise die Bilanz und die Gewinnberechnung auf, die sich nach dem beigefügten Beispiel folgendermaßen herausstellt.

Bilanz.

Aktiva.		Passiva.	
Kassakonto (Kassenbestand)	39,20	Hypotheken	120 000,00
Warenkonto (Warenbestand)	9 000,00	Kapitalkonto	2 000,00
Grundstück und Privilegium	96 000,00	Verschiedene Gläubiger	200,00
Geschäftseinrichtung	15 030,00	Zunahme des Vermögens	54,20
Verschiedene Schuldner	85,00		
Wertpapierkonto	1 100,00		
Bankgeschäftskonto	1 000,00		
Summa	122 254,20	Summa	122 254,20

Gewinnberechnung.

Gewinne.		Verluste.	
Warenkonto	255,00	E. Mylius, Entnahme	200,00
Mietzinskonto	259,20	Unkostenkonto	60,00
		Zinsenkonto	200,00
		Geschäftsgewinn	54,20
Summa	514,20	Summa	514,20

Die oben gefundene Bilanz (Kapitalkonto vermehrt um Zunahme des Vermögens) wird dann bei dem Beginn der neuen Rechnung wieder ebenso eingetragen, wie bei der Eingangsbilanz geschehen.

Es kann sein, daß mancher meiner Kollegen diese bequeme und einfache Methode in seinem Geschäft verwenden kann. Voraussetzung ist aber, daß er die gewöhnliche doppelte Buchführung verstanden hat. Das dazu erforderliche Hauptbuchjournal muß man sich für seinen Bedarf liniieren lassen, da es nirgends vorrätig sein kann.

Geschäftliche Grundsätze.

Wer einen Beruf treibt, der kann dies nur dann zu seiner inneren Befriedigung tun, wenn er ihn mit einem sittlichen Gehalt erfüllt. Er muß von seiner Notwendigkeit und seinem Werte überzeugt sein und das Bewußtsein haben, ihn so auszufüllen, wie es den Mitmenschen am nützlichsten erscheint. Die Anforderungen, welche der Apothekerberuf an seine Jünger stellt, haben sich nun, seit ich ihn kenne, sehr bedeutend verändert. Vor 40 Jahren war die Aufgabe des Apothekers die Arzneibereitung, und derjenige war der beste Apotheker, der auf Grundlage seiner wissenschaftlichen Studien und praktischen Übungen auf dem Kräuterboden, der Stoßkammer und im Laboratorium erfolgreich war. Mit der Zeit hat die Tätigkeit an diesen Orten aufgehört und wird nie wiederkehren. Wenn der Apotheker nicht ein ganz gewöhnlicher Pfennigfuchser sein will, der nur kauft und verkauft, weil er daran etwas verdient, dann muß er sich schon nach einem Ideal umsehen, das ihm und seiner

Arbeit einen sittlichen Wert gibt. Dies kann nur darin bestehen, daß er die Verpflichtung übernimmt, seinen Mitmenschen die Arzneien, an deren Wirksamkeit sie oder ihre Ärzte glauben, genau so zu beschaffen und genau von der Art zu liefern, wie sie dieselben erwarten und haben wollen. Die eigene Meinung hat dabei völlig zurückzutreten. Genug, an die Stelle der pharmazeutischen Kunst muß nun — ohne daß man doch derselben entraten kann — die pharmazeutische Ehrlichkeit treten. Nicht, als ob diese früher nicht vorhanden gewesen wäre! Sie war da, aber wer die frühere Zeit mitgemacht hat, wird auch wissen, daß der pharmazeutische Hochmut ihr vielfach Abbruch getan hat, der auf Wissen gegründete Hochmut, der glaubte, den Arzneibedürftigen bekehren und auf eine andere, als die ihm genehme Art glücklich machen zu müssen. Wenn der Apotheker heut seine Berufspflicht voll erfüllen und von der menschlichen Gesellschaft seinen entsprechenden Lohn empfangen will, so kann er es nur auf dem Wege nicht nur der absoluten pharmazeutischen Ehrlichkeit, sondern der absoluten Geschäftsehrlichkeit überhaupt. Wenn es mir bis jetzt auf dieser Erde materiell wohl ergangen ist, so verdanke ich das weder einer besonderen Klugheit, oder Schlauheit, oder geschäftlicher Geriebenheit, oder Unternehmungsgeist, oder glücklichen Käufen und Verkäufen, oder Spekulationen, sondern einzig und allein dem streng eingehaltenen Grundsatz der absoluten Ehrlichkeit. Diese Forderung klingt nun sehr leicht und selbstverständlich, ist aber doch nicht ganz so leicht zu erfüllen, wie es auf den ersten Blick aussieht, und scheint vor allem nicht immer mit den geschäftlichen Interessen in Einklang zu stehen. Schließlich weiß man in sehr vielen Fällen nicht, was man tun soll. Da gilt dann als Richtschnur der Grundsatz, der aller Ethik zu Grunde

Additional material from *Der Apotheker als Geschäftsmann,* ISBN 978-3-662-38787-0, is available at http://Extras.Springer.com

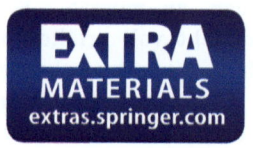

liegt: Was du nicht willst, daß man dir tu, das füg auch keinem andern zu. Da das Gebiet, um das es sich hier handelt, und die Zahl der Fälle ungeheuer groß ist, so muß ich mich schon auf einige Beispiele beschränken, um zu zeigen, was ich meine.

Von der Notwendigkeit, alle Arzneimittel dem Arzneibuch entsprechend zu halten und zu dispensieren, sich dabei genau an den Wortlaut der Gesetze und Verordnungen zu halten, sich auf die Preise der Arzneitaxe zu beschränken, sage ich kein Wort. Dies geht die, Gott sei Dank, allgemeine, selbstverständliche pharmazeutische Gewissenhaftigkeit an, die nicht gepredigt werden braucht. Nun kommen aber im Jahre Hunderte von Fällen vor, in denen etwas verlangt wird, was man nicht hat oder was es gar nicht gibt. Es wäre falsch, dann etwas Beliebiges zu geben, das auch gut ist, oder etwas anderes aufzureden. Als Käufer ließen wir uns das gewiß nicht gefallen, also dürfen wir es auch nicht als Verkäufer tun. Eine Frau brachte mir drei verschiedene Pakete Tee und fragte, welcher „Anserin" wäre. Keins! war die Antwort. — Ob ich Anserin hätte? — Ja! Die drei Pakete, aus verschiedenen Geschäften geholt, enthielten statt Herba Anserinae Fol. Hepaticae, Herba Meliloti, Herba Hederae terrestris. Das Ergebnis für den Ruf der vier in Frage kommenden Geschäfte kann man sich denken. Oder folgendes: Bitte um eine Flasche Eisenmangansaccharat. — Nach Empfang: Der Doktor hat gesagt, ich soll es hier holen, da bekomme ich eine Originalflasche, es soll nichts Nachgemachtes sein. — Hundertfältig kommt es vor, daß gesagt wird: „Ich komme hierher, weil Sie alles „echt" haben". Belohnt sich sonach die Ehrlichkeit den Kunden gegenüber, so auch die gegenüber den Lieferanten. Diese sind völlig vertrauend und geneigt, Vorteile dem gegenüber zu gewähren, der sie niemals getäuscht hat, sie nicht drückt und zwiebelt, keine ungerechtfertigten Abzüge macht, für ihre Fabrikate beim Verkauf keine anderen unterschiebt. Wir bedürfen des Vertrauens der Fabrikanten und Großhändler und anderer Gläubiger ebenso wie dessen auf Seite des Publikums und der Ärzte. Das Vertrauen des Publikums ist nun sehr empfindlich und macht nur zu leicht beim geringsten Anlaß dem Mißtrauen Platz, sodaß man ihm gegenüber nicht befürchten braucht, daß die Ehrlichkeit übertrieben werden kann. Aber auch der Fabrikant, der in gutem Glauben an die Ehrlichkeit des Apothekers in eine neue Spezialität Geld und Zeit, oft sein ganzes Vermögen gesteckt hat, ist mißtrauisch, wenn er Anzeichen sieht, daß man ihn täuscht, sein Präparat nachmacht und ihn so um seinen mühsam errungenen Vorteil bringt, und sucht andere Verbindungen anzubahnen. Uns würde es doch auch nicht gefallen, wenn man mit uns nicht ehrlich verführe! Ich weiß Fälle, in denen Apotheker durch die Gewohnheit des Nachahmens bei Fabrikanten wie beim Publikum vollständig in Verruf gekommen sind. Dieselbe Wahrhaftigkeit, Zuverlässigkeit und vollkommene Vertrauenswürdigkeit, wie gegen jeden Geschäftsfreund, muß nun aber auch nach jeder anderen Seite hin betätigt werden. Geschäftspersonal und Arbeiter, Hypothekengläubiger, Zeitungsredakteure, Buchhändler, Mieter, Steuereinschätzungskommission, Schornsteinfeger, jeder, mit dem man geschäftlich zu tun bekommt, sei er sonst unser bester Freund oder ärgster Feind, hat Anspruch auf unsere Treue und auch wir selber. Es gibt Leute, die es ausgezeichnet verstehen, sich selbst zu belügen und zu betrügen. Wer das tut, kann sicher sein, daß er mancherlei Wege zum Untergang finden wird.

Wer etwa geglaubt hat, in diesem Buche Andeutungen zu finden, wie man schlau und pfiffig verfahren muß, um sich Lieferungen an Kassen und Krankenhäuser zu verschaffen, Geheimnisse, wie man Kunden an sich ziehen kann, Ärzte sich geneigt machen, oder wie man Fabrikanten, Agenten und Grossisten drücken muß, um niedere Preise zu bekommen, wie man Spekulationskäufe macht u. dgl., den muß ich leider enttäuschen. Alles dies habe ich nicht tun können, vielleicht weil ich zu dumm und ungeschickt dazu war, vielleicht aus Vorsicht oder aus Instinkt, und infolge davon fehlt es mir in dieser Hinsicht gänzlich an Erfahrung.

Ich habe aber auch etwas anderes nicht getan und kann nicht genug davor warnen: Man lasse ja bei allen Geschäften das Gefühl aus dem Spiel, sondern handle auf der vorher erörterten ethischen Grundlage rein nach dem Verstande. Wo auch immer ich in Geschäften dem Gefühl Spielraum gewährt habe, da habe ich Unsinn gemacht. Liebe und Haß, Neid und Mißgunst, Hoffnung und Furcht müssen durchaus bei Seite bleiben. Man muß sich auf die treue Erfüllung der übernommenen Pflichten beschränken, um ebenso selbstverständlich an den dadurch erworbenen Rechten teil zu haben. So ist es unsinnig, zu annoncieren, nur weil ein anderer dies tut und man ihm den möglicherweise für ihn entstehenden Nutzen beneidet. Annoncieren soll man nur dann, wenn man einsieht, daß man selbst einen Nutzen davon hat. Unsinnig ist es ferner, ein Geschäft unter allen Umständen zu machen, auch wenn man dabei Verluste haben sollte. Wünscht jemand von mir, daß ich ihm irgend ein Arzeimittel oder eine Spezialität verschaffe, die nicht vorrätig ist, so setze ich alle falsche Scham, unangebrachten Ehrgeiz und Konkurrenzfurcht bei Seite und lasse mir die auf die Besorgung entfallenden Kosten bezahlen, denn jeder Arbeiter ist seines Lohnes wert. Auch der Erwerbstrieb, die Liebe zum Gelde, darf nicht dazu führen, daß man eine Handlung unternimmt, die den Ruf und die Ehre des Geschäfts schädigen könnte, selbst wenn sie zunächst gewinnbringend wäre. Der weitblickende Verstand, die Vernunft muß voraussehen, daß das „dicke Ende" nachkommen würde oder doch könnte.

Wenn nun auch der Verfasser nicht im stande ist, Schlauheit zu lehren, für die obenein, wie er glaubt, im Apothekenbetrieb überhaupt keine Verwendung ist, so gibt es doch eine Anzahl Grundsätze, deren Befolgung sich stets als weise bewährt hat:

Unterschreibe nie den Schlußschein eines Reisenden, ehe du ihn ganz genau durchgelesen hast — denn es steht zuweilen etwas darin, was nicht ausdrücklich verabredet war.

Mache nie Spekulationskäufe von Reisenden irgendwelcher Art — denn du hast als kleiner Geschäftsmann nicht die geringste Einsicht in die betreffenden Verhältnisse und spielst einfach Hazard.

Kaufe niemals Aktien und hüte dich vor jeder Börsenspekulation — aus dem vorhergehenden Grunde.

Wenn du Geld übrig hast, suche deine Hypotheken abzuzahlen — es ist die beste Anlage, die du dafür finden kannst.

Verbrauche niemals dein ganzes Einkommen — sonst gehst du geschäftlich zurück. Setze niemals Preise aus freien Stücken herunter — denn das ist ein längst veralteter, gänzlich wirkungsloser Konkurrenzkniff, der dir gerade soviel schadet wie den Konkurrenten.

Vermeide das Hinaufsetzen von Preisen so lange als möglich — denn es wird dir immer als ungerechtfertigte Geldgier angerechnet.

Befolge streng alle deinen Beruf betreffenden unzähligen Polizeiverordnungen — nur dann bist du im stande, Andere wegen Nichtbefolgung zur Anzeige zu bringen.

Laß dich von den niederen Verwaltungsbehörden durch seltsame Verordnungen und Strafandrohungen nicht gleich ins Bockshorn jagen, sondern prüfe genau, ob sie auch auf gesetzlichem Boden ruhen — denn leider ist dies nicht immer der Fall.

Ärgere die Ärzte so wenig wie möglich (es ganz zu vermeiden, ist unmöglich) — denn sie sind und bleiben deine Auftraggeber, auch wenn du Abiturientenexamen gemacht hast, Doktor, Professor, Direktor, Rat oder sonstwie dich betiteln lassen kannst.

Stelle dich mit Ärzten nur auf einen rein objektiv geschäftlichen Standpunkt — bei jedem andern gerätst du in Abhängigkeit. (Persönliche Freundschaft natürlich nicht mitgerechnet.)

Mache keine Geschenke und Unterwürfigkeitsaufwendungen an Ärzte und enthalte dich auch sonst jeglichen „Schmierens" — denn was du etwa im Geschäft dadurch gewinnen könntest, steht in gar keinem Verhältnis zu dem Verlust an Achtung und Wertschätzung von außen und innerer Selbstschätzung.

Annonciere nie einen Gegenstand, der unter 1 Mk. kostet — denn die Kosten der Annonce bringen sich nicht ein.

Annonciere niemals nur zu dem Zweck, dein Geschäft allgemein bekannt zu machen — es nützt für den Apotheker durchaus nichts, da sein Geschäft ohnehin bekannt ist.

Beschränke deine Einkäufe auf möglichst wenige Großgeschäfte und zwar auf die leistungsfähigsten — denn du sparst Geld, wirst am zuvorkommendsten bedient, hast wenig Mühe mit der Buchführung, kannst nicht Passendes leicht umtauschen, wirst überhaupt hochgehalten nach dem Maße, in dem du jedem Geschäft treu bleibst. Wer bei jedem Reisenden bestellt und von einem Händler zum andern springt, genießt nur wenig Ansehen bei jedem einzelnen.

Sei pünktlich in allen Zahlungen, überhaupt in Einhaltung aller Verpflichtungen — denn dein geschäftlicher Kredit hängt davon ab.

Laß dir niemals Geld auf Wechsel leihen, denn dies ist immer der Anfang vom Ende. (Damit sind nicht etwa die „Tratten" gemeint, die nur eine bequeme Zahlungsart für gelieferte Waren darstellen.)

Versende nach auswärts nur gegen Nachnahme, denn es ist sehr schwer, auf andere Art sein Geld zu bekommen. Regelmäßige Abnehmer, mit denen man abrechnet, sind damit nicht gemeint, wohl aber sind gelegentliche Einzelsendungen von Kleinigkeiten an Apotheker ausdrücklich eingeschlossen.

Gehe nicht mit jedem, der dich „unter vier Augen" sprechen will, vor allem niemals mit Damen, in dein Privatzimmer, sondern fertige nach Möglichkeit Jeden, der geschäftlich zu dir kommt, im offenen Geschäftsraum ab — denn meist wollen sie dich anpumpen, oder haben von deinem „mildtätigen Charakter" gehört, oder deiner „Begeisterung für die Kunst", oder wollen dir Wein verkaufen. Ungerupft kann man außerordentlich schwer jemanden los werden, den man einmal in sein Allerheiligstes gelassen hat.

Laß dich niemals darauf ein, zu bürgen oder gar einen Wechsel zu akzeptieren für jemand, der in der Tinte sitzt, denn es geht dann immer wie in der Fabel vom Fuchs und Wolf an den Brunneneimern: Statt seiner wirst du in die Tiefe gehen.

Rechtsverhältnisse des Apothekers in seiner Eigenschaft als Kaufmann.

Nach der Begriffsbestimmung von § 1 des Handelsgesetzbuchs ist der Apotheker ein Kaufmann, denn er befaßt sich gewerbsmäßig mit der Anschaffung und Weiterveräußerung beweglicher Sachen, und zwar ein Vollkaufmann, denn er gehört nicht zu den im § 4 aufgeführten Minderkaufleuten, deren Gewerbebetrieb nicht über den Umfang des Kleingewerbes hinausgeht (Bäcker, Fleischer, Grünwarenhändler, Trödler u. s. w.). Er ist also auch aller Rechte teilhaftig, die das Handelsgesetz den Vollkaufleuten gewährt, und muß an allen ihren Pflichten teilnehmen. Zunächst muß er seine Firma in das Handelsregister eintragen lassen, welches auf dem Amtsgericht geführt wird. Bei derselben Gelegenheit meldet der Vorgänger, wenn ein solcher da war, seine Firma ab. Wird die Eintragung unterlassen, so kann sie durch eine Ordnungsstrafe bis zu 300 Mk. erzwungen werden (HGB. § 14).

Die Firma.

Als Firma wird der Name bezeichnet, unter dem ein Kaufmann Handel treibt (HGB. § 17). Bei Neugründung einer Firma muß der Familienname und wenigstens ein ausgeschriebener Vorname des Geschäftsherrn in den Namen der Firma aufgenommen werden (HGB. § 18). Irgend ein Zusatz, der über den Umfang des Geschäfts oder die Verhältnisse des Geschäftsinhabers täuschen kann, darf nicht gemacht werden. Sind mehrere Geschäftsinhaber (als Handelsgesellschaft) vorhanden, so muß wenigstens der Name und Vorname des einen voll ausgeschrieben sein. Bei dem Erwerb eines schon bestehenden Geschäfts durch Erbschaft oder Vertrag braucht aber die bisherige Firma nicht geändert zu werden. Sie kann unverändert in Besitz des neuen Geschäftsinhabers übergehen, sofern der bisherige Geschäftsinhaber oder dessen Erben ausdrücklich darin willigen (HGB. § 22). Damit aber daraus kein Mißbrauch entsteht, muß jeder, der eine Firma führt, die seinem bürgerlichen Namen nicht entspricht, nach der Reichsgewerbeordnung § 15a diesen in deutlich lesbaren Buchstaben an seinem Geschäft anbringen, und zwar ebenfalls Familiennamen samt einem ausgeschriebenen Vornamen.

Alle Unterschriften, die ein Kaufmann im Betriebe seines Geschäfts gibt, müssen in seiner eingetragenen Firma bestehen. Wenn der bürgerliche Name des Inhabers nicht mit dem Namen der Firma übereinstimmt, muß er bei Handelsgeschäften doch die Firma unterzeichnen.

Eine Abtretung der Firma an einen andern ist nur gestattet, wenn auch das unter der Firma betriebene Geschäft mit veräußert wird (HGB. § 23). Nach § 25 des HGB. haftet nun jeder, der durch Vertrag ein Handelsgeschäft samt Firma erwirbt, für die Geschäftsschulden des Vorgängers, und es wird angenommen, daß auch die Guthaben des letzteren auf den neuen Geschäftsherrn übergegangen sind. Soll dies nicht der Fall sein, so muß es bei der Eintragung der Firma in das Handelsregister besonders mitgeteilt werden, sodaß es samt dem Wechsel des Inhabers durch das Amtsgericht veröffentlicht werden kann. — Wenn der neue Erwerber des Geschäfts dagegen die alte Firma nicht fortführt, so haftet er für die Schulden des Vorgängers nur dann, wenn er diese Verbindlichkeit auf handelsübliche Weise bekannt gemacht hat.

Die kaufmännische Buchführung.

Als Vollkaufmann ist der Apotheker nach HGB. § 38 zur Buchführung verpflichtet. Bestraft kann er allerdings nicht werden, wenn er keine Bücher führt oder dies unordentlich tut. Gesetzt aber den Fall, er macht bankrott, so würde er mit Gefängnis bis zu 5 Jahren bestraft werden können, wenn er die Führung von Handelsbüchern unterlassen oder so unordentlich besorgt hat, daß sie keine Übersicht über das Vermögen gewähren. (Nach Reichskonkursordn. No. 3 § 240.) Nach HGB. § 38 müssen die Bücher so von dem Kaufmann geführt werden, daß seine Handelsgeschäfte und die Lage seines Vermögens daraus vollständig zu ersehen sind. Die einfachste Buchführung, welche dies ermöglicht, ist die in diesem Buch beschriebene. Dagegen entsprechen die sonst in den Apotheken gebräuchlichen Buchführungen, insbesondere das sogenannte „Umsatzbuch" oder auch wohl das als „Kassenbuch" bezeichnete Hilfsbuch, dieser Forderung durchaus nicht. Nach HGB. § 39 hat der Kaufmann eine Eingangsbilanz aufzustellen, wie auf S. 24 gelehrt worden ist, und in jedem Jahre eine Bilanz seines Vermögens, wie auf S. 53. Das Warenlager braucht nur alle 2 Jahre aufgenommen zu werden. Nach § 30 muß die Bilanz vom Kaufmann unterzeichnet werden. Sie kann in einem bestimmten Buch oder jedesmal besonders aufgestellt werden.

Die Bilanzen mit Inventur sind aber im letzteren Falle in zusammenhängender Reihenfolge zu sammeln und aufzubewahren. Bei diesen Bilanzen sind zweifelhafte Forderungen nach ihrem wahren Wert einzustellen, uneinbringliche abzuschreiben (§ 31). Alle Bücher müssen gebunden und mit fortlaufenden Seitenzahlen versehen sein, dürfen in den Zahlenreihen keine leeren Zwischenräume haben, es darf nichts durch Durchstreichen oder sonstwie unleserlich gemacht sein, es darf nicht radiert noch sonst nachträglich verändert werden. — Diese Handelsbücher sind samt Bilanzen, Handelsbriefen und Briefkopien 10 Jahre aufzubewahren. Die Handelsbücher können im Falle eines Rechtsstreites sehr wichtig werden, denn der Richter kann auf Antrag der Gegenpartei die Vorlegung derselben anordnen (HGB. § 38).

Das Hilfspersonal.

Die pharmazeutischen sowohl wie etwaige kaufmännische Angestellte des Apothekers sind Handlungsgehilfen im Sinne von § 59 des HGB. Dagegen würden etwaige Volontäre und Angehörige des Geschäftsherrn, da sie kein Gehalt beziehen, nicht als Handlungsgehilfen zu betrachten sein. Das rechtliche Verhältnis zwischen dem Apotheker und seinen pharmazeutischen oder kaufmännischen Angestellten regelt sich nach dem Handelsgesetzbuch §§ 59—83. Danach geht ein Gehilfe, wenn er seiner Dienstpflicht infolge eines unverschuldeten Unglücksfalles nicht nachkommen kann, seines Anspruches auf Gehalt für eine Dauer von 6 Wochen nicht verlustig (HGB. § 68). Als ein unverschuldeter Unglücksfall wird dabei auch eine kürzere militärische Übung (bis 6 Wochen) angesehen und nicht verschuldete Krankheit. Beiträge, die er aus Kranken- und Unfallversicherung erhält, braucht er sich nicht bei der Verrechnung in Abzug bringen zu lassen.

War der Gehilfe in die häusliche Gemeinschaft des Prinzipals mit aufgenommen, so müssen für ihn bis zur Dauer von 6 Wochen außer den Kosten der Verpflegung auch ärztliche Behandlung und Arznei bestritten werden, ausgenommen, wenn der Erkrankte sich zwangsweise in einer Krankenversicherung befindet (BGB. § 617). Das letztere trifft bei uns bis jetzt nur für kaufmännisches Personal, nicht für Pharmazeuten zu. Das Gehalt ist dem Gehilfen am Monatsschluß zu zahlen, eine andere Vereinbarung ist nichtig (HGB. 64). Ist der Letzte eines Monats ein Feiertag, so ist der nächste Werktag Zahltag. (Dabei braucht aber der Prinzipal nicht etwa besorgen, daß ihm ein Nachteil daraus entstehen wird, wenn er einen widersetzlichen Gehilfen, von dem er fürchtet, daß er ihm am letzten Tage vor seinem Abgang noch einen Schaden zufügen könnte, erst nach seinem Austritt bezahlt.) — Ein Gehilfe darf keine Handelsgeschäfte auf eigene Rechnung machen ohne Bewilligung des Prinzipals. Wenn er es dennoch tut, so kann der Prinzipal Schadenersatz fordern, oder die durch den Gehilfen etwa auf eigene Rechnung gemachten Geschäfte als für sich gemacht in Anspruch nehmen (HGB. § 60 und 61). — Das Dienstverhältnis zwischen Gehilfen und Prinzipal kann von beiden Seiten für den Schluß eines Kalendervierteljahres mit sechswöchentlicher Kündigungsfrist gekündigt werden (HGB. § 66). Wenn aber eine andere Kündigungsfrist verabredet war, so muß dieselbe für beide Teile gelten und die Kündigung darf nur für den Schluß eines Kalendermonats erfolgen (HGB. § 67). Eine kürzere Kündigungsfrist als ein Monat ist unzulässig.

Wenn ein wichtiger Grund vorliegt, kann das Dienstverhältnis von jedem Teil sofort gelöst werden (HGB. § 70), nämlich von Seite des Gehilfen 1. wenn er zur Fortsetzung seiner Dienste unfähig wird; 2. wenn der Prinzipal das Gehalt nicht zahlt; 3. wenn er sich weigert, die Verpflichtungen zu erfüllen, die ihm zum Schutz der Gehilfen auferlegt sind; 4. wenn der Prinzipal sich Tätlichkeiten, erhebliche Ehrverletzungen oder unsittliche Zumutungen gegen den Gehilfen zu Schulden kommen läßt, oder sich weigert, den Gehilfen gegen solche Handlungen eines andern Angestellten oder eines Familienmitglieds des Prinzipals zu schützen (HGB. § 71). Dagegen kann der Prinzipal den Gehilfen sofort entlassen, wenn dieser für eigene Rechnung Geschäfte macht, im Dienste untreu ist, das Vertrauen mißbraucht; unbefugt seinen Dienst während einer erheblichen Zeit verläßt, oder sich beharrlich weigert, ihn auszuüben; wenn er durch anhaltende Krankheit, eine längere Freiheitsstrafe oder eine 8 Wochen übersteigende militärische Dienstleistung an Ausübung seiner Dienste verhindert ist; oder wenn der Gehilfe sich Tätlichkeiten oder Ehrverletzungen gegen den Prinzipal oder seinen Vertreter zu Schulden kommen läßt. Natürlich bleibt im Falle unverschuldeter Behinderung der Prinzipal 6 Wochen zur Zahlung des Gehalts verpflichtet.

Bei Beendigung des Dienstverhältnisses kann der Gehilfe ein schriftliches Zeugnis über die Art und Dauer der Beschäftigung fordern, welches sich auf Verlangen auf die Führung und Leistungen erstrecken muß (HGB. § 73). Über die Zeit, bis wann das Zeugnis übergeben werden muß, ist nichts gesagt. Man darf also in Fällen, wo dies angezeigt scheint, mit Ausstellung des Zeugnisses bis nach dem Abgang des Gehilfen warten, statt es ihm, wie vielfach bei uns gebräuchlich ist, am Tage vor dem Abgang zu übergeben, damit er es durch den Bezirksarzt beglaubigen lassen kann.

Markthelfer und andere Dienstpersonen.

Während für das pharmazeutische und kaufmännische Hilfspersonal die Bestimmungen des Handelsgesetzbuchs gelten, regelt sich das Verhältnis zum Dienstpersonal ausschließlich nach dem Bürgerlichen Gesetzbuch T. VI vom Dienstvertrag § 611—630. Nach § 616 geht der zur Dienstleistung Verpflichtete seines Anspruchs auf Vergütung nicht verlustig, wenn er für eine verhältnismäßig kurze Zeit ohne sein Verschulden an der Dienstleistung verhindert wird, also z. B. durch unverschuldete Krankheit. Er muß sich aber dann den Betrag anrechnen lassen, der ihm aus der gesetzlichen Kranken- oder Unfallversicherung zukommt. Ist er in die häusliche Gemeinschaft aufgenommen, z. B. Dienstmädchen, so hat der Dienstverpflichtete Verpflegung und ärztliche Behandlung bis zur Dauer von 6 Wochen, doch nicht über die Dauer des Dienstverhältnisses hinaus zu beanspruchen, sofern die Erkrankung nicht vorsätzlich oder durch grobe Fahrlässigkeit bewirkt ist. Er muß sich aber um die Kosten kürzen lassen, die etwa durch Aufnahme in eine Krankenanstalt verursacht werden (BGB. § 617).

Die Kündigungsfrist richtet sich nach der Lohnzahlung: Tagelöhnern kann von einem auf den andern Tag gekündigt werden. Dagegen ist die Kündigung nur für den Schluß einer Kalenderwoche zulässig und muß spätestens am ersten Werktage einer Woche erfolgen, wenn die Vergütung der Dienste nach Wochen bemessen ist. Ist sie nach Monaten bemessen, so ist die Kündigung nur für den Schluß eines Kalendermonats zulässig und muß spätestens am 15. des Monats erfolgen. — Ist sie endlich nach Vierteljahren bemessen, so ist die Kündigungszeit 6 Wochen und die Kündigung darf nur auf den Schluß eines Vierteljahrs erfolgen (BGB. § 621). Sind die Dienste höherer Art, z. B. Gesellschafterinnen, so beträgt die Kündigungsfrist 6 Wochen (§ 622).

Alle Dienstverhältnisse können wegen eines „wichtigen Grundes" sofort aufgehoben werden und dann muß der Lohn bis zum Tage der Auflösung gezahlt werden (§ 626 u. 628). Was ein wichtiger Grund ist, sagt das

Gesetz nicht. Es werden wohl im wesentlichen dieselben sein, welche das Handelsgesetz für die Gehilfen vorsieht (HGB. § 71 u. 72). Sofern die vorzeitige Aufhebung des Dienstverhältnisses durch vertragswidriges Verhalten des einen Teils veranlaßt wird, so hat dieser den dadurch entstehenden Schaden zu ersetzen (BGB. § 628). Nach der Kündigung muß die Herrschaft den Dienenden angemessene Zeit zum Aufsuchen eines neuen Dienstes gewähren (§ 629) und bei der Entlassung ein schriftliches Zeugnis über Art und Dauer der Dienste geben, welches sich auf Verlangen auf die Führung und die Leistungen zu erstrecken hat (BGB. § 630).

Der Lehrling.

Während das Rechtsverhältnis zwischen Gehilfen und Prinzipal gänzlich durch das Handelsgesetzbuch geregelt ist, kann man dies mit gleicher Sicherheit vom Lehrling nicht sagen. Der Handlungslehrling, von dem im HGB. § 76 die Rede ist, unterscheidet sich offenbar vom Apothekerlehrling, da er zum Besuch der Fortbildungsschule verpflichtet ist, was beim Apothekerlehrling nicht zutrifft. Er soll in den beim Betrieb des Geschäfts vorkommenden kaufmännischen Arbeiten unterrichtet werden, während bei uns doch die pharmazeutischen Arbeiten im Vordergrund stehen. Die Verpflichtungen des Lehrherrn gegen den Lehrling, was den Unterricht angeht, ergeben sich vielmehr aus den in den verschiedenen Ländern vorhandenen Apothekerordnungen, in welchen meist Anweisungen über den Unterricht der Lehrlinge gegeben werden. Dagegen dürfte die Forderung des § 76 auch auf den Apothekerlehrling zutreffend sein, wonach den Handlungslehrlingen an Sonntagen und Feiertagen Zeit und Gelegenheit zum Besuch des Gottes-

dienstes zu geben ist. Zwar steht nicht da, an allen
Sonntagen und Feiertagen. Nichtsdestoweniger ist es
geraten, namentlich mit jüdischen Lehrlingen diesen
Punkt gleich von Anfang an vertragsmäßig zu ordnen.
Die Lehrzeit richtet sich nach dem Lehrvertrage oder,
sofern ein solcher nicht vorliegt, nach dem Ortsgebrauche.
An Stelle des letzteren tritt beim Apotheker die Kaiser-
liche Verordnung, betr. die Prüfung der Apothekergehilfen,
wonach die Lehrzeit 3 Jahre, bei Abiturienten 2 Jahre
beträgt. Wenn der Lehrling eingetreten ist, so kann er
in den ersten 4 Wochen ohne Kündigung austreten oder
entlassen werden. Diese Probezeit kann aber auch
vertragsmäßig bis auf 3 Monate festgesetzt werden. Nach
Ablauf der Probezeit kann das Lehrverhältnis von beiden
Teilen unter den nämlichen Umständen gekündigt werden,
wie das der Gehilfen (nach HGB. §§ 70—72) (s. S. 74).
Das Lehrverhältnis kann also auch aufgehoben werden,
wenn ein wichtiger Grund vorliegt. Ein solcher wäre,
wenn einer von beiden Teilen vertragswidrig handelt.
In diesem Falle hat er auch für den entstehenden Schaden
aufzukommen (§ 70). Der zu ersetzende Schaden umfaßt
auch den entgangenen Gewinn (BGB. § 252). Ein wichtiger
Grund für den Lehrling auszutreten ist es, wenn der
Lehrherr die Verpflichtungen für seine Gesundheit und
Ausbildung in einer diese gefährdenden Weise vernach-
lässigt; oder wenn er unfähig wird, seine Verpflichtung
gegen den Lehrling zu erfüllen; wenn das Geschäft auf
einen andern Besitzer übergeht; wenn der Lehrherr stirbt.
Im letzteren Fall steht es ihm 4 Wochen lang frei, jederzeit abzugehen.

Wenn von dem gesetzlichen Vertreter des Lehrlings
oder von diesem selbst, wenn er volljährig ist, die
schriftliche Erklärung abgegeben wird, daß der Lehrling
zu einem andern Beruf übergehen soll, so muß er spätestens

innerhalb eines Monats entlassen werden. Tritt aber dann der Lehrling innerhalb 9 Monaten in eine andere Apotheke ein, so ist er dem Lehrherrn zum Schadenersatz verpflichtet. Der neue Lehrherr haftet für den Schaden mit als Gesamtschuldner, wenn er von dem Sachverhalt Kenntnis hatte. Überhaupt ist der Lehrling zum Schadenersatz verpflichtet, wenn er ohne einen wichtigen Grund austritt, doch sind alle Schadenersatzansprüche von seiten des Lehrherrn nur dann geltend zu machen, wenn ein schriftlicher Lehrvertrag geschlossen ist (HGB. § 79).

Der Lehrherr hat dem Lehrling bei Beendigung des Lehrverhältnisses ein schriftliches Zeugnis über die Dauer der Lehrzeit, die erworbenen Kenntnisse und Fähigkeiten und sein Betragen auszustellen, welches vom Bezirksarzt kostenfrei zu beglaubigen ist (§ 80). Wer sich nicht im Besitz der bürgerlichen Ehrenrechte befindet, darf keine Lehrlinge halten (§ 81). Wenn der Lehrherr seine Pflichten gegenüber dem Lehrling in einer dessen Gesundheit, Sittlichkeit oder Ausbildung gefährdenden Weise verletzt, so kann er mit einer Geldstrafe bis 150 Mk. bestraft werden (HGB. § 82). Handelsgeschäfte darf der Lehrling so wenig machen wie der Gehilfe.

Administrator, Prokurist und Handlungs-Bevollmächtigter.

Im Falle der Unfähigkeit eines Apothekers, sein Geschäft fortzuführen, und auch im Falle seines Todes muß ein Apotheker angestellt werden, der die kaufmännische und die technische Leitung des Geschäfts übernimmt, sowie die Verantwortlichkeit gegenüber den Medizinalbehörden, überhaupt den Betrieb des Apothekergewerbes zu Gunsten des Geschäftsinhabers. Als Administrator wird er angestellt vom Inhaber des Geschäfts, also dem Besitzer oder dessen Erben und der Medizinalbehörde gegenüber angemeldet. In seinem Verhältnis zum Prinzipal, also zum Inhaber des Geschäfts, sowie zum Publikum und den Geschäftsfreunden, überhaupt handelsrechtlich ist der Administrator ein Handlungsbevollmächtigter (HGB. § 54). Er ist, ohne daß ihm Prokura erteilt wurde, zum Betrieb des Apothekergewerbes und zur Vornahme der dazugehörigen Handelsgeschäfte, überhaupt aller in den Betrieb des Apothekergewerbes gehörigen Geschäfte und Rechtshandlungen, auch ohne daß eine besondere schriftliche Vollmacht erteilt worden ist, ermächtigt worden. Schon die Anstellung als Verwalter oder Administrator gilt als stillschweigende Willensmeinung zur Übertragung der Vollmacht zum Handelsgewerbe. Seine kaufmännischen Handlungen im Rahmen des Geschäfts sind also für den Geschäftsinhaber auch rechtsverbindlich. Dagegen ist ihm die Veräußerung und Belastung von Grundstücken, Eingehung von Wechselverbindlichkeiten, Aufnahme von Darlehen und Prozeßführung versagt. Soll sich seine Vollmacht auch hierauf erstrecken, so muß sie für jeden besondern Fall erteilt werden. — Eine Beschränkung der Vollmacht würde für einen Dritten nur dann eine Wirkung haben, wenn er sie kannte oder kennen mußte (HGB. § 54). Der Administrator darf nur mit einem seine Vollmachtbefugnis kennzeichnenden Zusatz zeichnen, muß sich aber jeden Zusatzes enthalten, die ihn als Prokuristen erscheinen lassen könnte (HGB. § 57). Auf einen Andern kann der Administrator seine Handlungsvollmacht nicht übertragen ohne Zustimmung des Geschäftsinhabers.

Im übrigen gelten alle Bestimmungen über den Gehilfen auch für den Administrator, er ist handelsrechtlich ein Gehilfe, der die volle Handelsvollmacht besitzt. In geringerem Grade besitzt die Handelsvollmacht jeder Gehilfe und selbst der Lehrling. Denn nach § 56 gilt jeder in einem offenen Geschäft Angestellte ermächtigt zu Verkäufen und Empfangnahmen, die in solchem Geschäft gewöhnlich geschehen. — Übrigens sind auch Geschäftsreisende Handelsbevollmächtigte. Sie dürfen also über Verkaufspreise verhandeln, Zahlungsfristen bewilligen und müssen die Anzeige von Mängeln an Waren, die zur Verfügung gestellt werden, in Empfang nehmen, und andere ähnliche Mitteilungen.

Da der Administrator zu allen das Geschäft angehenden Rechtshandlungen bevollmächtigt ist, so hat er dasselbe der Medizinalpolizei gegenüber zu vertreten und hat ihr gegenüber alle Pflichten des Geschäftsvorstandes. Insonderheit ist er der Vorgesetzte des Hilfspersonals und kann im Namen des Geschäfts Gehilfen und Lehrlinge engagieren. Den Letzteren bleibt er für ihre Ausbildung persönlich haftbar, wenigstens in den Staaten, in denen die Genehmigung zum Halten von Lehrlingen an der Person haftet.

Die Vollmachten eines Prokuristen gehen weiter als die eines Administrators oder Verwalters. Er kann im Namen des Geschäfts, also des Prinzipals, Prozesse führen, Wechselverbindlichkeiten eingehen, Darlehen aufnehmen, ist überhaupt zu allen gerichtlichen und außergerichtlichen Geschäften ermächtigt, mit Ausnahme der Veräußerung und Belastung von Grundstücken. Hierfür müßte ihm die Befugnis für jeden Fall besonders erteilt werden (HGB. § 49). Die Prokura wird durch den Geschäftsinhaber erteilt und zur Eintragung in das Handelsregister angemeldet (§ 53), muß auch nach ihrem Erlöschen wieder abgemeldet werden. Sie ist nicht übertragbar und jederzeit widerruflich (§ 52). Durch den Tod des Geschäftsinhabers erlischt sie nicht. Mehreren

Personen gemeinschaftlich kann ebenfalls Prokura als sogenannte Gesamtprokura erteilt werden. Diese haben dann bei Rechtsgeschäften immer gemeinschaftlich zu unterzeichnen.

Handelsgesellschaften.

Von den gebräuchlichen Formen der Handelsgesellschaft dürfte bei den Apothekern nur die „offene Handelsgesellschaft" vorkommen, d. h. eine Gesellschaft von zwei oder mehr Personen, die unter gemeinschaftlicher Firma Handelsgeschäfte betreiben und hierbei unbeschränkt den Gläubigern der Gesellschaft haften (HGB. § 105). Die Errichtung der offenen Handelsgesellschaft geschieht durch Vertragsabschluß, der schriftlich, mündlich und sogar stillschweigend vollzogen werden kann. Die Beurkundung durch Gericht und Notar ist erforderlich, wenn ein Gesellschafter ein Grundstück als Einlage mitbringt, wie dies bei Apotheken meist zutreffen wird. Sämtliche Gesellschafter müssen die Gesellschaft zur Eintragung ins Handelsregister anmelden (HGB. §§ 106, 107, 108). Die Rechtsverhältnisse der Gesellschafter untereinander werden durch den Gesellschaftsvertrag bestimmt und wenn ein solcher nicht vorhanden ist, richten sie sich nach dem Handelsgesetz § 109 bis § 122. Danach hat jeder Gesellschafter Anspruch auf Ersatz seiner Aufwendungen für die Gesellschaft einschließlich der Verzinsung des aufgewendeten Geldes (§ 110) und hat ebenso auch Zinsen für zu früh erhobene Gelder zu zahlen (§ 111). Im Geschäftsbetrieb kann jeder von den Gesellschaftern für sich allein handeln, wenn dies nicht durch Vertrag ausgeschlossen ist (§ 114), aber er darf an keiner andern

Handelsgesellschaft teilnehmen (§ 112). Tut er dies, so kann die Gesellschaft Schadenersatz fordern (§ 113). Übrigens kann bei grober Pflichtverletzung oder Unfähigkeit ein Gesellschafter von der ferneren Geschäftsführung durch Gerichtsbeschluß ausgeschlossen werden. Ein nicht an der Geschäftsführung beteiligter Gesellschafter kann jederzeit Einblick in die Geschäftsbücher nehmen. — Die Verteilung von Gewinn und Verlust hat nach den Jahresbilanzen zu geschehen, zu deren Ermöglichung eine geordnete Buchführung vorhanden sein muß. Der auf jeden Gesellschafter entfallende Gewinn oder Verlust wird seinem Kapitalanteile zu- oder abgeschrieben und ebenso das im Laufe des Geschäftsjahrs entnommene Geld (§ 120). Vom Jahresgewinn erhält zunächst jeder Gesellschafter 4 Proz. seines Kapitalanteils (§ 121). Ein jeder Gesellschafter ist berechtigt, aus der Gesellschaftskasse Geld im Betrage von 4 Proz. seines eingezahlten Kapitalanteils zu entnehmen (§ 122). Im übrigen ist er nicht befugt, seinen Kapitalanteil ohne Einwilligung der übrigen Gesellschafter zu vermindern. Wenn höhere Beträge als die 4 Proz. Zinsen aus der Gesellschaftskasse entnommen werden sollen, so kann dies nur unter gegenseitigem Einverständnis oder nach Vertrag geschehen. Überhaupt muß ein Vertrag gemacht werden, wenn die Verteilung des Reingewinns nach einem andern Verhältnis als dem des eingelegten Kapitals geschehen soll.

Zum Betreiben von Handelsgeschäften unter gemeinschaftlicher Firma in einer Apotheke sind übrigens Apotheker sowohl wie Kaufleute oder beliebige andere Berufe berechtigt, nur muß einer von ihnen Apotheker sein, um das Geschäft medizinalpolizeilich vertreten zu können. Dieser wäre dann der Medizinalpolizei und dem Strafgesetzbuch gegenüber gewissermaßen der von der Handelsgesellschaft angestellte Administrator, der verantwortliche

Apothekenvorstand. Auch wenn zwei Apotheker gemeinschaftlich eine Apotheke besitzen und bewirtschaften, sind sie geschäftlich zwar eins und jeder von ihnen kann die Firma gewerblich vertreten, aber nur einer kann die medizinalpolizeiliche Verantwortung tragen und als Apothekenvorstand angemeldet werden. Unter diesen Umständen kann ein Nichtapotheker Mitbesitzer sogar von einer personalberechtigten Apotheke werden. Zwar wird die Konzession nur einem Apotheker erteilt. Dieser kann aber sofort einen Kapitalisten als Kompagnon aufnehmen, um mit ihm eine offene Handelsgesellschaft zu gründen.

Die offene Handelsgesellschaft kann unter ihrer Firma Rechte, Grundstücke und anderes Eigentum erwerben, gerichtlich klagen und verklagt werden, und zwar kann jeder der Gesellschafter dabei, sofern er nicht durch Vertrag ausgeschlossen ist, die Gesellschaft vertreten (§§ 124 und 125). Sie haften als Gesamtschuldner persönlich den Gläubigern für die Schulden der Gesellschaft (§ 128), also mit ihrem ganzen Vermögen, nicht etwa nur nach Höhe ihrer Einlage.

Eine sogenannte „Stille Gesellschaft" ist keine Handelsgesellschaft im Sinne des Handelsgesetzes. Der stille Gesellschafter hat vielmehr nur ein Abkommen mit dem Inhaber des Geschäftes und der Firma getroffen, welches nach außen hin keinerlei Wirkung hat. Er nimmt weder teil an den Rechtsgeschäften der Firma, noch haftet er persönlich den Gläubigern, ist vielmehr nur mit einer Einzahlung beteiligt und nimmt vertragsmäßig am Gewinn und Verlust teil. Er braucht auch nicht beim Handelsgericht eingetragen oder auch nur erwähnt werden.

Die Kommanditgesellschaft.

Sehr große Apotheken können sich auch im Besitze einer Kommanditgesellschaft befinden. Dies ist eine solche Gesellschaft, bei welcher ein Teil der Teilhaber mit ihrem ganzen Vermögen haftbar ist wie bei der offenen Handelsgesellschaft, ein anderer Teil nur beschränkt nach Maß seiner Einlage. Letzteres ist der Kommanditist. Die gesetzlichen Bestimmungen sind im allgemeinen dieselben wie bei der offenen Handelsgesellschaft (HGB. § 161). In der Anmeldung der Gesellschaft muß die Namenbezeichnung der Kommanditisten samt Betrag der Einlage enthalten sein. Ebenso muß dessen Austritt angemeldet werden (§ 162). Der Kommanditist nimmt, wenn nichts anderes verabredet ist, an dem Gewinn und Verlust nach Höhe seiner Einlage teil wie die übrigen Gesellschafter und kann Einsicht in die Bücher nehmen, aber hat nicht das Recht, für die Gesellschaft Geschäfte zu machen (§§ 165, 166, 167, 168). Der Kommanditist hat nur das Anrecht auf Auszahlung des auf ihn fallenden Gewinnes, braucht den bezogenen Gewinn aber wegen späterer Verluste nicht herauszuzahlen (§ 169). Er kann die Gesellschaft nicht vertreten und haftet den Gläubigern nur nach Höhe seiner Einlage (§§ 170 und 171), auch wenn die Handelsgesellschaft eine Änderung erleidet (§ 172). Wird seine Einlage herabgesetzt, so haftet er den Gläubigern solange nach Höhe der ursprünglichen Einlage (§ 174), als nicht die Herabsetzung derselben durch sämtliche Gesellschafter beim Handelsgericht angemeldet ist (§ 175). Im ganzen genommen, wird wohl von Apothekern die „Stille Gesellschaft" vorgezogen werden. Bei dieser ist der stille Gesellschafter dadurch vom Kommanditisten verschieden, daß ersterer nach außen hin gar nicht hervortritt. Seine Rechte und Pflichten werden nicht nach dem Handelsgesetzbuch geregelt, sondern nur durch Vertrag unter den Teilhabern der Gesellschaft. Etwaige Streitigkeiten der Gesellschafter untereinander fallen dann nicht unter die Bestimmungen des Handelsgesetzbuches, sondern unter die des Bürgerlichen Rechts.

Handelsgeschäfte und Anerbietungen (Offerten).

Die Handelsgeschäfte des Apothekers können durch schriftlichen, mündlichen oder auch stillschweigenden Vertrag zu stande kommen. Doch ist die schriftliche Form vorgeschrieben für Mietsverträge bei Grundstücken über ein Jahr hinaus (BGB. § 566), Bürgschaften (BGB. § 766), Schuldversprechen und Schuldanerkenntnis (BGB. §§ 780 und 781), und Abtretungserklärungen von Hypotheken (BGB. § 1154). Gerichtlich und notariell sind zu machen Verträge über Vermögensübertragung (BGB. § 311), Eigentumsübertragung von Grundstücken (BGB. § 313).

Wer dem Andern ein Geschäft anbietet, ist an den Antrag gebunden (BGB. § 145). Der Antrag erlischt, wenn er nicht sofort angenommen wird (§ 146), es sei denn, daß der Antragende eine Frist bestimmt hat (§ 148). Ein Widerruf des Antrages ist zwar möglich, doch muß er mindestens mit dem Angebot zugleich eintreffen. Wird das Angebot (Antrag) angenommen, so kommt damit der Vertrag zu stande (ohne daß die Annahme besonders erklärt zu werden braucht, wenn nach der Verkehrssitte eine Erklärung nicht zu erwarten ist, z. B. im Ladenverkehr). Solange nicht beide Parteien sich über alle Punkte eines Vertrages geeinigt haben, über die nach Erklärung auch nur einer Partei eine Vereinbarung getroffen werden soll, ist im Zweifel der Vertrag nicht geschlossen. Die Verständigung über einzelne Punkte ist auch dann nicht bindend, wenn eine Aufzeichnung stattgefunden hat. Ist eine Beurkundung des beabsichtigten Vertrages verabredet worden (oder erforderlich), so ist im Zweifel der Vertrag nicht geschlossen, bis die Beurkundung erfolgt ist (BGB. § 154). Dies ist von besonderer Wichtigkeit bei Apothekenkäufen! — Verträge sind so auszulegen, wie Treu und Glauben und Verkehrssitte es erfordern (§ 157).

Verjährung.

In zwei Jahren verjähren die Ansprüche für gelieferte Waren, diejenigen der Gehilfen, Lehrlinge und Arbeiter, der Lehrherren an Lehrlinge (BGB. § 196); in 4 Jahren Ansprüche auf Rückstände von Zinsen, Miete und Pacht (§ 197), und zwar beginnt die Verjährung mit Schluß des Jahres, in welchem der Anspruch entstanden ist (§ 201). Die Verjährung wird unterbrochen durch Klageerhebung (§ 209) oder Zustellung eines Zahlungsbefehls; ferner durch direkte oder indirekte Anerkennung des Anspruchs, etwa Abschlagzahlung, Zinszahlung u. dgl. (§ 208). Bloße Annahme der Rechnung gilt aber nicht als Anerkennung. Die allgemeine Verjährung findet nach 30 Jahren statt (BGB. § 195). Vergehen verjähren in 3 Monaten. Die Verjährung wird nur durch eine richterliche Handlung (nicht durch Polizei oder Staatsanwalt) unterbrochen.

Zinsen.

Die Höhe der Zinsen wird im allgemeinen durch Vertrag der Parteien bestimmt, doch kann nach § 247 (BGB.) das Kapital unter einer halbjährigen Kündigung zurückgezahlt werden, wenn der Zinsfuß mehr als 6 Proz. beträgt. Bei und zwischen Handeltreibenden ist der Zinsfuß, auch bei Verzugszinsen, 5 Proz., im Wechselverkehr 6 Proz. (BGB. § 247). Bei Rechtsgeschäften, die nicht zum Handel gehören, im Zweifelfalle 4 Proz. (BGB.

§ 246). Zinsen von Zinsen dürfen nicht erhoben werden (BGB. § 248, HGB. § 353). Bei einer Geldschuld von Nicht-Kaufleuten sind während des Verzuges 4 Proz. zu entrichten (BGB. § 288). Doch sind Verzugszinsen von Zinsen nicht zu zahlen (§ 289). Die Verzugszinsen laufen bei Kaufleuten vom Tage der Fälligkeit an, auch ohne Mahnung, und betragen 5 Proz. (HGB. § 352).

Provision, Lagergeld.

Wer in Ausübung seines Handelsgewerbes für einen Anderen Geschäfte besorgt oder Dienste leistet, kann dafür eine Provision in ortsüblicher Höhe fordern, auch ohne vorhergehende Verabredung; desgleichen Lagergeld, wenn es sich um Aufbewahrung handelt (HGB. § 354).

Vertragsstrafe, Draufgeld.

Bei Verträgen wird öfter eine Strafe für den Fall vereinbart, daß einer von beiden Vertragschließenden den Vertrag nicht erfüllt oder damit in Verzug kommt. In diesem Falle ist die Vertragserfüllung ausgeschlossen, wenn die Strafe verlangt wird (BGB. §§ 339—341). Wenn die verwirkte Strafe unverhältnismäßig hoch ist, kann sie auf Antrag des Schuldners auf den angemessenen Betrag herabgesetzt werden (BGB. § 343). Wenn die Vertragsstrafe aber von einem Kaufmann im Betriebe seines Handelsgeschäfts versprochen ist, kann sie nicht herabgesetzt werden (HGB. § 348). Ein Draufgeld, das bei Eingehung eines Vertrages gegeben wird, gilt nur dann als Reugeld, wenn dies besonders ausgemacht wurde (BGB. § 336), muß vielmehr dem Geber auf die geschuldete Leistung angerechnet werden (§ 337). Wird der Vertrag wieder aufgehoben, ohne Schuld des Gebers, so muß das Draufgeld zurückgegeben werden. Kann der

Geber des Draufgeldes den Vertrag nicht erfüllen oder verschuldet er seine Aufhebung, so erhält er das Draufgeld nicht zurück (§ 338).

Zeit und Ort der Erfüllung der Handelsgeschäfte.

Ist durch Vertrag nicht etwas anderes vorgesehen oder aus den Umständen zu entnehmen, so ist die Erfüllung sofort zu bewirken (BGB. § 271). Hat der Schuldner eine unverzinsliche Schuld zu bezahlen, so ist er zum Abzug von Zwischenzinsen (Diskonto) nicht berechtigt, wenn er vor dem Verfalltag zahlt. Wenn ein Ort für die Leistung nicht bestimmt, noch aus den Umständen zu entnehmen ist, so muß die Leistung an dem Ort erfolgen, an welchem der Schuldner zur Zeit der Entstehung der Schuld seinen Wohnsitz hatte, oder, ist die Verbindlichkeit im Gewerbebetrieb des Schuldners entstanden, am Ort der gewerblichen Niederlassung. Dabei ist nicht aus dem Umstande, daß der Schuldner die Versendungskosten übernimmt, zu entnehmen, daß der Ort, nach dem die Versendung erfolgen soll, der Leistungsort sein soll (BGB. § 269). Der Schuldner hat Geld auf seine Gefahr und Kosten dem Gläubiger an dessen Wohnsitz zu übermitteln, oder im Gewerbebetrieb an dessen gewerblicher Niederlassung. — Erhöhen sich aber infolge einer Änderung des Wohnsitzes des Gläubigers die Kosten, so müssen die Mehrkosten vom Gläubiger getragen werden (BGB. § 270).

Gewährleistung wegen Mängel der Sache bei Handelsgeschäften.

Mit Übernahme einer gekauften Sache wird der Käufer Eigentümer derselben und die Gefahr zufälligen Untergangs und Verschlechterung geht auf den Käufer über, auch gebührt ihm die Nutzung derselben und Tragung etwaiger Lasten (BGB. § 446). Versendet der Verkäufer auf Verlangen des Käufers die verkaufte Sache nach einem andern Ort als dem Erfüllungsort, so geht die Gefahr auf den Käufer über, sobald der Verkäufer die Sache dem Spediteur, dem Frachtführer oder der sonst zur Ausführung der Versendung bestimmten Person ausgeliefert hat (BGB. § 447). Der Verkäufer haftet dafür, daß die Sache nicht mit Fehlern behaftet ist, die ihre Tauglichkeit für den vorausgesetzten Gebrauch aufheben oder mindern (§ 459). Kennt der Käufer den Mangel der Sache beim Kaufabschluß, so hat der Verkäufer den Mangel nicht zu vertreten. Ist dem Käufer der Fehler nur infolge eigener grober Fahrlässigkeit unbekannt geblieben, so haftet der Verkäufer nur, wenn er die Abwesenheit des Fehlers zugesichert hat (§ 460). Hat der Verkäufer für den Mangel einzustehen, so kann der Verkäufer Rückgängigmachung des Kaufes (Wandelung) oder Herabsetzung des Kaufpreises (Minderung) (§ 462) und, wenn der Sache eine zugesicherte Eigenschaft fehlt, Schadenersatz verlangen (§ 463). Ebenso, wenn ein Fehler arglistig verschwiegen worden ist. (Im gemeinen Leben nennt man dies Betrug.) Wenn der Käufer die mangelhafte Sache annimmt, trotzdem er den Mangel kennt, so muß er sich seine Rechte wegen des Mangels vorbehalten, wenn er Wandelung, Minderung oder Schadenersatz zu beanspruchen gedenkt (§ 464). Durch die wegen eines Mangels erfolgte Minderung wird das Recht des Käufers, wegen eines andern Mangels Wandelung oder Minderung zu verlangen, nicht ausgeschlossen. Die infolge Mangels der Sache entstehenden Ansprüche des Käufers verjähren in 6 Monaten (§ 477), bei Grundstücken in einem Jahr und bei arglistiger Verschweigung erst in 30 Jahren. Hat der Käufer den Mangel dem Verkäufer angezeigt oder die Anzeige an ihn abgesendet, bevor der Anspruch verjährt war, so kann er auch nach der Verjährung die Zahlung des Kaufpreises soweit verweigern, als sein rechtlicher Anspruch auf Minderung gehen würde.

Außer diesen Vorschriften des Bürgerlichen Gesetzbuches bestimmt das Handelsgesetzbuch noch besonders: Wenn Kauf und Verkauf auf beiden Seiten ein Handelsgeschäft ist, also zwischen Kaufleuten, muß der Käufer die Ware unverzüglich nach der Ablieferung untersuchen und etwaige Mängel dem Verkäufer anzeigen. Unterläßt der Käufer dies, so gilt die Ware als genehmigt, wenn der Mangel nicht etwa ein solcher war, daß man ihn bei der Untersuchung nicht erkennen konnte. Zeigt sich später ein solcher Mangel, so ist er ebenfalls unverzüglich anzuzeigen. Ist der Kauf für beide Teile ein Handelsgeschäft, so muß der Käufer für einstweilige Aufbewahrung der Ware sorgen; ist sie der Verderbnis ausgesetzt, so darf sie versteigert werden unter Beachtung der Vorschriften des HGB. § 373. Dies gilt aber nur im Versandgeschäft, nicht für Platzgeschäft.

Der unlautere Wettbewerb.

Wer 1. bei öffentlichen Bekanntmachungen oder in Mitteilungen, welche für einen größeren Kreis von Personen bestimmt sind, über geschäftliche Verhältnisse, insbesondere über Beschaffenheit, Herstellungsart, Preisbemessung von Waren, Art des Bezuges, Bezugsquellen, Besitz von Auszeichnungen, über Anlaß und Zweck des Verkaufs unrichtige Angaben macht, um den Anschein besonders günstigen Angebots hervorzurufen; wer 2. zu Zwecken des Wettbewerbs über das Handelsgeschäft eines andern, über dessen Inhaber oder Leiter oder dessen Waren unwahre Behauptungen aufstellt, die den Kredit oder Geschäftsbetrieb des Andern schädigen können; wer 3. einen Namen, Firma oder besondere Bezeichnung eines Erwerbgeschäftes benutzt, um Verwechslungen hervorzurufen; wer 4. als Angestellter eines Gewerbebetriebs Geschäftsgeheimnisse, die ihm zugänglich geworden sind, während der Dauer des Dienstverhältnisses unbefugt an andere zum Zweck des Wettbewerbs, oder um Schaden zu tun, mitteilt, begeht unlauteren Wettbewerb. Der Geschädigte kann gegen einen solchen wegen Schadenersatz und Unterlassung des Wettbewerbs klagen, auch auf Verfügung vorläufigen Rechtsschutzes. Ferner kann der Geschädigte Veröffentlichung des Urteils und eine Buße bis zu 10 000 Mk. verlangen. In schweren Fällen können auch Strafen bis zu 2000 Mk. verhängt werden.

Beziehungen zu Speditions- und Frachtgeschäften und dem Güterverkehr der Eisenbahnen.

Ansprüche gegen den Spediteur und an den Frachtführer wegen Verlust, Minderung oder Beschädigung des Gutes verjähren in 1 Jahr (HGB. § 414). Da die Spediteure, die der Apotheker beauftragt, zumeist auch Frachtführer sind, so hat man mit ihnen gewöhnlich in diesem Sinne zu tun. Dem Frachtführer haftet der Absender für Richtigkeit und Vollständigkeit der in dem Frachtbrief gemachten Angaben (HGB. § 427). Der Frachtführer haftet dem Absender für den Schaden, der das Gut zwischen dem Augenblick der Übernahme und der Ablieferung trifft. Der Nachweis, daß dieser Schaden trotz pflichtmäßiger Sorgfalt eingetreten ist, befreit den Frachtführer von seiner Haftbarkeit. Die Haftpflicht erstreckt sich auf den Ersatz des Handelswertes. Bei grober Fahrlässigkeit kann aber der Schadenersatz höher bemessen werden (§ 430). Das Verschulden der Leute des

Frachtführers gilt wie sein eigenes (§ 431). Der Absender ist zu Gegenordre an den Frachtführer berechtigt, nicht aber der Empfänger. Der Empfänger hat, wenn er wegen Beschädigung oder Minderung des Gutes Ansprüche an den Frachtführer zu machen gedenkt, die Annahme zu verweigern, denn nachdem er es angenommen und die Fracht bezahlt hat, sind alle seine Ansprüche erloschen, es sei denn, daß die Minderung oder Beschädigung des Gutes äußerlich nicht erkennbar war. In solchem Fall darf jedoch der Mangel nur zwischen Übernahme und Übergabe durch den Frachtführer entstanden sein und muß durch einen amtlich bestellten Sachverständigen unverzüglich festgestellt werden, und zwar spätestens binnen einer Woche nach der Annahme. Frachtführer ist auch die Eisenbahn. Sie haftet für den Schaden, der das Gut zwischen der Annahme und der Ablieferung trifft, selbst wenn sie selbst nicht die geringste Schuld trägt, also auch für den zufälligen Schaden. Nur für den Schaden durch höhere Gewalt tritt sie nicht ein. Wenn Güter versendet werden, deren Beförderung mit erheblicher Gefahr des Verlustes oder der Beschädigung verbunden ist, z. B. Glasballons, Flaschenglas in Stroh u. s. w. (HGB. § 459), haftet sie ebenfalls nicht. Deshalb müssen solche Güter unter Bruchversicherung gesendet werden.

Bankiergeschäfte.

Mit dem Bankier oder einem ähnlichen Geldgeschäft hat der Apotheker mindestens im Kontokorrentverkehr zu tun, damit er nicht nötig hat, sein bares Geld bis zum Augenblick des Gebrauches im Geldschrank unbenutzt und Dieben zugänglich liegen zu lassen. Man trägt das eingenommene Geld täglich zum Bankier und holt es nach Bedarf wieder. Der Zinsfuß ist dabei gering, 2—3 Prozent, zuweilen bis 4 Prozent. Ganz ähnlich ist das Depositengeschäft, bei dem eine bestimmte Summe eingezahlt und nach Bedarf abgehoben wird. Für beide Formen des Verkehrs werden gewöhnlich Beibücher als Legitimationspapier und Quittung gegeben.

Beim Lombardgeschäft gewährt der Bankier ein bares Darlehen nach Hinterlegung eines Pfandes, gewöhnlich Wertpapiere, deren Wert aber größer ist als das gewährte Darlehen, für welches eine Provision und Zinsen zu zahlen sind. Man lombardiert gewöhnlich für 3 Monate. Wird dann die Rückzahlung nicht bewirkt, muß ein neuer Vertrag gemacht werden.

Das Bankverwahrungsgeschäft besteht darin, daß der Bankier ihm übergebene Wertpapiere gegen eine gewisse Entschädigung aufbewahrt und in Obhut nimmt. Er verfolgt dafür auch die Verlosung derselben und besorgt neue Zinsbogen. Damit ein solches „Depot" nicht etwa durch den Bankier veruntreut oder veräußert werden kann, gibt man ihm gewöhnlich nur die Zinsbogen zur Aufbewahrung. Er hat dann auch die Aufgabe, die Koupons (Zinsleisten) der Wertpapiere zur Einlösung zu bringen. Das „Depot" kann ihm aber auch verschlossen, unter Siegel, übergeben werden.

Der Scheck ist eine Form der Geldanweisung und dient als Zahlungsmittel, um die lästige Versendung von Geld zu umgehen. Scheckverkehr ist in Deutschland nur in sehr beschränktem Maße eingeführt und dem Apotheker gewöhnlich nicht zugänglich. Der Scheck ist eine Anweisung auf eine bestimmte Summe, zu erheben bei einem bestimmten Bankgeschäft, welches natürlich, um auszahlen zu können, für diese Summe bereits Deckung vom Aussteller des Scheck haben muß. Giroverkehr dient zur Erleichterung der Zahlungen und beschränkt sich auf große Geschäftshäuser. Wenn mehrere Personen auf der Reichsbank Girokonto haben, so senden sie sich gegenseitig bei ihren Geschäften bares Geld nicht zu, sondern weisen die Reichsbank an, die Summe dem einen Konto ab-, dem andern zuzuschreiben. Zu dem Zweck muß jede der Personen, die ein Girokonto haben wollen, eine bestimmte von der Bank vorgeschriebene Geldeinlage machen.

Vom Wechsel.

Der Wechsel ist ein auf Kredit gestütztes Zahlungsmittel, für welches sich durch den Gebrauch eine bestimmte Form entwickelt hat, die nunmehr gesetzlich festgehalten worden ist. Der Verkehr mit Wechseln ist gesetzlich geregelt durch die allgemeine deutsche Wechselordnung. Für den Apotheker, als ganz kleinen Geschäftsmann, ist bei der heutigen Erleichterung des Geldverkehrs der Wechsel im allgemeinen entbehrlich und wird von den Firmen, welche mit ihm in Verbindung stehen, nur ausnahmsweise benutzt, während der Apotheker selbst wohl kaum in die Lage kommt, auf jemanden einen Wechsel zu ziehen. Nichtsdestoweniger muß man eine allgemeine Kenntnis dieser Verhältnisse besitzen, da einige Großfirmen immerhin die Gewohnheit haben, sich durch Wechsel bezahlt zu machen, weil sie infolge davon mit weit geringerem Kapital arbeiten können und an Zinsen sparen.

Es gibt zweierlei Wechsel, Tratten und eigene Wechsel. Die Tratte, gezogener, trassierter Wechsel, ist der eigentliche als Zahlungsmittel so häufig verwendete Wechsel. Er ist ein nach gesetzlicher Form abgefaßter Auftrag einer Person an eine zweite, einer dritten Person zu einer festgesetzten Zeit an einem gewissen Orte eine bestimmte Summe zu zahlen, unter der stillschweigenden Verpflichtung, die Zahlung selbst nach Wechselrecht zu leisten, falls No. 2 die Zahlung verweigert.

Diese drei Personen heißen: 1. der **Aussteller** (Trassant, Wechselgeber), 2. der **Bezogene** (Trassat), der den Wechsel zahlen soll, und 3. der **Wechselnehmer** (Remittent), der die Summe am Verfalltag erhebt. Solche „Tratten" werden von Kaufleuten „gezogen" zur Einziehung von Forderungen an gewöhnlich fremden Handelsplätzen unter gleichzeitiger Deckung ihrer eigenen Schulden. — No. 2, der **Bezogene**, kann auch wegfallen, wenn der Aussteller selbst als solcher auftritt.

Der **Solawechsel** (eigener, trockener Wechsel) ist nur eine Schuldverschreibung, die infolge ihrer Form als Wechsel ein schnelleres Rechtsverfahren genießt. Bei ihm ist der Aussteller selbst der Bezogene, sodaß die dritte Person wegfällt. Der Solawechsel gelangt ebenfalls in den Verkehr, kann aber auch vom Aussteller bis zum Zahlungstag zurückbehalten werden.

Die Erfordernisse eines gezogenen Wechsels sind folgende:

1. Die darin aufzunehmende **Bezeichnung als Wechsel.**

2. Die Angabe der zu zahlenden Summe.

3. Die Angabe der Firma, an die gezahlt werden soll (des Remittenten).

4. Angabe des Zeitpunktes, an dem zu zahlen ist: Es kann gezahlt werden bei Vorzeigung (auf Sicht) oder nach einer bestimmten Zeit auf Sicht, oder auf einen bestimmten Tag, oder nach einer bestimmten Zeit vom Tage der Ausstellung an.

5. Unterschrift des Ausstellers (Trassanten) samt Angabe des Ortes, Monatstages und Jahres der Ausstellung.

6. Name dessen, der die Zahlung leisten soll (Bezogenen oder Trassaten), auch Wechseladresse genannt.

7. Angabe des Ortes, an dem die Zahlung geschehen soll.

Wenn der Aussteller und Remittent dieselbe Person sind, dann spricht man von einem Wechsel an eigene Ordre, da der Aussteller sich selbst als Remittent bezeichnet, oder, im Falle Aussteller und Bezogener dieselbe Person sind, von trassiert eigenem Wechsel, da der Aussteller sagt: „auf mich selbst".

Wenn von diesen Erfordernissen etwas fehlt, so ist der Wechsel ungültig.

Der Wechsel kann außerdem die Erlaubnis an den Remittenten enthalten, ihn weiterzugeben, was durch die Worte ausgedrückt wird „an die Ordre des Herrn N.N." oder „an Herrn N.N. oder Ordre". Soll das Weitergeben des Wechsels verboten werden, so geschieht es durch die Worte: „an Herrn N.N., nicht an Ordre".

Gebräuchlich ist auch die **Valutaquittung** oder das **Wertbekenntnis**, d. h. die Erklärung des Ausstellers, vom Remittenten den Gegenwert des Wechsels empfangen zu haben (Wert empfangen, Wert in mir, Wert per Saldo, u. s. w.).

Im übrigen werden fast immer gedruckte Formulare für Ausstellung von Wechseln gebraucht, auf denen schon für Einhaltung nicht nur der gesetzlichen Erfordernisse, sondern auch der nicht erforderlichen eingeführten Gebräuche Sorge getragen ist.

Die Wechsel sind einer Steuer unterworfen, welche in Form einer Stempelmarke durch den Aussteller darauf zu kleben ist. Fehlt die Stempelmarke, so ist der Wechsel zwar nicht ungültig, aber der Aussteller und, sofern dieser im Ausland wohnt, der erste Empfänger und jeder Nachgirant (s. S. 99), der die Stempelung unterlassen hat, verfällt der Stempelstrafe.

Der Apotheker wird selten in der Lage sein, einen Wechsel (Tratte) auszustellen. Viel öfter wird er in die Lage kommen, ihn anzunehmen, d. h. ihn zu akzeptieren.

Wenn ein Wechsel auf jemand gezogen ist, so folgt daraus noch nicht, daß er ihn zahlen wird, noch auch zahlen will. Er ist nach Wechselrecht noch nicht dazu verpflichtet. Dies geschieht erst dadurch, daß der Bezogene den Wechsel annimmt oder akzeptiert. Er muß zu dem Zwecke auf die Vorderseite der Tratte, quer zum Inhalt, schreiben: Angenommen, und seinen Namen. Dadurch wird der Bezogene zum Akzeptanten. Erst hierdurch wird er dem Wechselrecht unterworfen, während er als Schuldner des Ausstellers bis dahin nur dem gemeinen Recht unterworfen ist. Er kann bis dahin, wenn er nicht zahlt, nur auf dem gewöhnlichen umständlichen Wege verklagt und wegen des Schadens zur Rechenschaft gezogen werden, den er durch Nichteinhaltung eines Zahlungsversprechens gegen Tratte dem Aussteller verursacht hat. Das Recht, das Akzept vom Bezogenen einzuholen, hat jeder, in dessen Hände der Wechsel als Zahlungsmittel gelangt, ja sogar jeder, der ihn in Händen hat, also jeder beliebige Bote kann das Akzept einholen. Das einmal erfolgte Akzept kann nicht wieder zurückgenommen werden.

Durch die Annahme unterwirft sich der Bezogene dem Wechselrecht, welches bis dahin nicht gegen ihn zur Anwendung kommen konnte. Er ist nunmehr dem Inhaber des Wechsels sowie allen Vormännern desselben, den Aussteller mit einbegriffen, wechselrechtlich verpflichtet.

Da es nicht immer ganz sicher ist, daß der Bezogene den Wechsel zahlen wird, so setzt der Aussteller häufig eine sogenannte Notadresse darauf, die den Wechsel im Notfall einlösen soll. Diese muß natürlich zuvor benachrichtigt sein und sich damit einverstanden erklärt haben. Die Notadresse hat den Zweck, die großen Kosten und Umständlichkeiten zu vermeiden, die sonst für alle an dem Wechsel Beteiligten entstehen müßten. Es steht dann auf dem Wechsel: „Im Notfalle bei Herrn N. N." Man bedient sich ihrer namentlich bei Auslandwechseln. Der Wert des Wechsels als bequemes Zahlungsmittel liegt zum großen Teil darin, daß er auch an Andere weitergegeben werden kann und nicht auf den Aussteller, Nehmer und Bezogenen beschränkt zu bleiben braucht. Zwischen dem Aussteller und dem Nehmer in der Zeit zwischen Ausgabe und Zahlung durch den Bezogenen kann er als Geld von einer Hand in die andere gehen, und auch der Nehmer kann sein Anrecht auf einen Andern übertragen, der dann als „Inhaber" oder „Vorzeiger" den Betrag von dem Bezogenen erhebt. Diese Übertragung geschieht durch das sogenannte Indossament oder Giro. Der, welcher den Wechsel auf einen andern überträgt, ist der Indossant oder Girant; auf wen er übertragen, wird Empfänger genannt. Das Giro erfolgt durch eine Erklärung oder einfache Namensunterschrift auf der Rückseite des Wechsels, und wenn auf dieser nicht mehr Platz genug ist, auf einem angeklebten Stück Papier (Alonge). Es ist die an den Bezogenen gerichtete schriftliche Aufforderung des Wechselinhabers, an eine gewisse andere Person oder dessen Ordre den Betrag auszuzahlen. Solches Giro lautet etwa so:

Für mich an die Ordre des Herrn N. N.
Wert in Rechnung.

Leipzig, 12. II. 1903. X. Y.

Herr X. Y. ist der Girant, Herr N. N. der Empfänger, der nun seinerseits das Recht hat, den Wechsel an den Remittenten oder an einen neuen Empfänger zu geben. Der Girant haftet jedem späteren Inhaber des Wechsels wechselmäßig für die spätere Annahme und Zahlung.

Im übrigen ist man nicht an obige Form des Giro gebunden, sondern auch das Blankogiro ist zulässig, nämlich bloßes Draufschreiben des Namens von seiten des Giranten. Der Empfänger schreibt oder druckt seinen Namen dann gewöhnlich selber darauf. Das Blankogiro ist die häufigste Form.

Die Zahlung des Wechsels muß auf Verlangen am Zahltage oder, wenn dies kein Werktag ist, am nächsten Werktage geschehen, spätestens aber am 2. Werktage nach Fälligkeit, und zwar in barem Gelde (einschließlich Papiergeld) gegen Aushändigung des Wechsels. Der, welcher den Wechsel zahlt, ist außerdem berechtigt, eine auf der Rückseite des Wechsels angebrachte Quittung „empfangen" oder „Betrag empfangen" mit Unterschrift zu verlangen. In Wirklichkeit werden die eingelösten Wechsel gewöhnlich nur mit einem Stempelvermerk über geleistete Zahlung versehen.

Wenn eine Auszahlung des Wechsels am Verfalltage nicht stattfindet, so erfolgt der Wechselprotest, durch den der Inhaber des Wechsels den Beweis führt, daß er alle Pflichten erfüllt hat, um zur Erfüllung seiner Ansprüche zu gelangen. Der Protest kann schon am Zahlungstage, aber muß spätestens am zweiten Werktage nach dem Zahlungstag stattfinden, widrigenfalls der Inhaber des Wechsels seiner Ansprüche gegen seine Vorgänger, im „Regreß" verlustig geht. Nur in dem Falle ist der Inhaber von der Protesterhebung entbunden, wenn ihm der Wechsel mit dem Zusatze „ohne Protest" oder „ohne Kosten" giriert worden ist (oft mit einem Stempel). Auch brieflich kann diese Aufforderung, nicht zu protestieren, durch den Aussteller oder einen Giranten dem Inhaber mitgeteilt werden. Der Protest erfolgt in der Weise, daß ein dazu aufgeforderter Notar oder Gerichtsbeamter sich in das Geschäftslokal bez. Wohnung des zahlungssäumigen Akzeptanten begibt und eine Urkunde in vorgeschriebener Form darüber aufnimmt, daß Zahlung nicht zu erhalten war.

Wenn sich ein akzeptierter Wechsel noch in der Hand des Ausstellers befindet, so ist, um die Wechselklage zu ermöglichen, eine Protesterhebung nicht nötig.

Nachdem der Protest erhoben ist, muß der Inhaber, der dies getan hat, die Nachricht sofort an seinen Vormann, sei er Girant oder Aussteller, geben, und, sofern dieser Vormänner hat, müssen diese rückwärts die Nachricht weiter geben bis zum Aussteller. Der nicht befriedigte Wechselinhaber sendet nunmehr den Wechsel samt Protest an den, von welchem er ihn erhalten hatte, und stellt ihm die Kosten des Protestes und 6 Proz. Zinsen in Rechnung. Von da geht der Wechsel in gleicher Weise belastet wieder an den Vormann und so zurück bis zum Aussteller. Außerdem können aber dem Vormanne jedesmal eine Provision und Erstattung der sonstigen, durch Nichtbezahlung des Wechsels entstandenen Kosten angerechnet werden. Diese Kosten können sowohl durch laufende Rechnung eingezogen werden, wenn die Beteiligten im regelmäßigen Geschäftsverkehr stehen, als auch wiederum durch Tratte, die sogenannte Rücktratte oder Rückwechsel.

Gegen den, welcher den Wechsel akzeptiert hatte, steht nun vom Tage des Verfalls an, wenn nicht gezahlt worden ist, ob nun ein Protest stattgefunden hat oder nicht, die Klage frei, die bei einer Wechselschuld einen weit schnelleren Verlauf nimmt, als bei einer gewöhnlichen Schuld, schon deshalb, weil das Schuldanerkenntnis wegfällt, da dies schon in der Akzeptation des Wechsels enthalten ist. Hat der Wechsel durch Protestation, Regreßkosten und Zinsen Mehrkosten gemacht, die zunächst vom Aussteller des Wechsels zu tragen waren, so wird für diese nun im Klageverfahren zu guter Letzt der Schuldner verantwortlich gemacht.

Das Vorstehende ist das Gerippe der mit dem Wechsel zusammenhängenden Vorgänge, die sich in Wirklichkeit weit komplizierter abspielen, wenn es sich um Welt-Wechselverkehr handelt. Es wird aber genügen, um zu zeigen, in welches Heer von Widerwärtigkeiten und Gefahren sich jemand stürzt, der einen Wechsel akzeptiert, ohne sicher zu sein, daß er am Verfalltage auch zahlungsfähig sein wird. Kann er am Verfalltage nicht zahlen, so erhält er absolut keinen Aufschub, sondern der Wechsel geht sofort zurück an den Aussteller und alle Kosten fallen auf den Akzeptanten und obenein bekommt er mit einer Klage nach beschleunigtem Verfahren zu tun.

Im Stande des Angeklagten.

Nichts ist leichter für den Apotheker als in die Lage eines Angeklagten zu kommen. Keiner von uns weiß, ob ihm nicht morgen eine Anklage wegen fahrlässiger Körperverletzung oder fahrlässiger Tötung zugestellt werden wird. Außerdem kann der zufällige Zusammenhang mit einem Kurpfuscher oder einem Spezialitätenhändler Verfolgung wegen Betrug oder Beihilfe zum Betruge zur Folge haben. In solchen Fällen sich auf ein gutes Gewissen verlassen zu wollen wäre Selbstmord. Da Tausende von Straftaten nicht zur Verfolgung, ja nicht einmal zur Kenntnis der Gerichte gelangen, so ist es Brauch, die, welche man faßt, für die Entwischten mit leiden zu lassen, und wer einmal angeklagt wird, hat durchaus nicht auf eine milde Beurteilung zu rechnen, sondern darauf, daß jede Anstrengung gemacht werden wird, ihn zu überführen, aber nicht die geringste, für ihn eine Entlastung zu finden. Zwar soll der Staatsanwalt das Interesse des Angeklagten ebensowohl wahrnehmen wie das des Staats; ich habe aber immer nur das Gegenteil bemerken können. Die meisten Angeklagten wissen das auch und verlassen sich deshalb auf ihren Verteidiger. Sie sind aber auch von dieser Seite so ziemlich verlassen, wenn sie nicht selbst imstande sind, sich zu retten. Das Gefühl, unschuldig zu sein, hilft nun dabei nicht das geringste, sondern nur eine ausreichende Kenntnis der Gefahr und des Strafverfahrens, auf Grund deren man imstande ist, Beweise zur Entlastung beizubringen. Hierauf nun weiter einzugehen, würde selbstverständlich ins Ungemessene führen und deshalb will ich mich auf einen Punkt beschränken, der fast immer vom Angeklagten mit Einschluß des Verteidigers übersehen und von der andern Seite verhüllt wird:

Oben genannte Straftaten haben zwei Seiten, eine objektive und eine subjektive. Die objektive, d. h. die Handlung selbst, ist gewöhnlich leicht nachzuweisen und auf deren Nachweis verlegt der Staatsanwalt seine ganze Kraft, die subjektive aber, die sehr schwer nachzuweisen ist, wird von vornherein immer zu Ungunsten des Angeklagten gedeutet und von seiten des Staatsanwalts und des Gerichts garnicht aufzuhellen versucht, weil eine Verurteilung unmöglich wird, wenn die subjektive Seite dem Angeklagten günstig ist. Das ist so gemeint: Wer den Tod oder Körperverletzung eines Menschen durch Fahrlässigkeit verursacht, ist strafbar. Nun ist die fahrlässige Handlung oder Unterlassung meist leicht nachweisbar, und damit begnügt sich Staatsanwalt und Gericht. Allein um die Fahrlässigkeit strafbar zu machen, muß der unglückliche Erfolg in dem besonders vorliegenden Falle vorauszusehen gewesen sein. Dies ist die subjektive Seite. Auf Erörterung dieser geht das Gericht überhaupt nicht ein, wenn nicht vom Angeklagten die Forderung gestellt wird, daß auch diese mit unter die Begründung des Urteils aufgenommen wird. Man muß also, sofern es möglich ist, zu beweisen suchen, daß im vorliegenden Falle der nachteilige Erfolg nicht vorauszusehen war, eine subjektive Fahrlässigkeit also nicht vorhanden ist. Wenn das nicht geschieht, kommt das Gericht bei der Urteilsbegründung darüber einfach mit der Formel weg: Der Angeklagte mußte sich sagen, daß . . . . Damit ist die subjektive Seite abgetan.

Bei Betrug und Beihilfe zum Betrug ist es ebenso. Zu den Erfordernissen des Betruges gehört, daß eine Unwahrheit wider besseres Wissen behauptet worden ist. Die Unwahrheit kann nachgewiesen werden (wenn auch öfters mit dem Stimmhammer); ob sie wider besseres Wissen behauptet ist, nicht. Deshalb nimmt das Gericht das bessere Wissen gleich von vornherein als vorhanden an, denn sonst kann es nicht verurteilen. Es heißt dann in den Urteilsgründen: „Infolge seiner Bildung und seiner Kenntnisse konnten die Behauptungen des Angeklagten nicht seiner Überzeugung entsprechen." Der Angeklagte muß daher zu beweisen suchen und auch beantragen, daß im Urteil darauf Rücksicht genommen wird, daß seine Behauptungen mit seiner Überzeugung übereingestimmt haben. Dies zu beweisen wird oft recht schwer sein, auch wenn es der Wahrheit entspricht. Es ist aber die einzige Möglichkeit, einer Verurteilung trotz vorhandener Unschuld zu entgehen, denn im übrigen ist es das reine Kinderspiel, einem Geschäftsmann Betrug nachzuweisen, wo er bisher nicht die leiseste Ahnung gehabt hat, daß er einen solchen begeht.

Muster für die Buchführung.

Memorial. Fol. 1

Schuldner — Eingangsbilanz. — **Gläubiger**

Aktiva	H.B.			Passiva	H.B.		
Grundstückkonto	1	45 000	—	Hypothekenkonto	6	120 000	—
Warenkonto ...	2	9 000	—	(Zwei Gläubiger)			
(Lagerbestand)				Kapitalkonto ...	7	2 000	—
Geschäftseinrichtungskonto ...	3	15 000	—				
Privilegiumkonto .	4	51 000	—				
Kassakonto	5	2 000	—				
(Kassenbestand)							
Summa		122 000	—	Summa		122 000	—

Die Wahrheit bescheinigt
............berg, 1. Mai 1903.   E. Mylius.

Geschäftsvorfälle.

1903 Mai									
Mai	1	Verschiedene Schuldner	J. 1	8	50	Warenkonto hat gut	J. 2	8	50
„	2	„	„	5	—	„	„	5	—
„	3	„	„	2	—	„	„	2	—
„	4	„	„	3	—	„	„	3	—
„	5	„	„	5	—	„	„	5	—
„	6	„	„	4	50	„	„	4	50
„	6	Warenkonto schuldet	„	200	—	Gehe & Co. haben gut	„	200	—
		„	„	100	—	Brückner.		100	—
		„	„	100	—	Lampe & Co.	„	100	—
		„	„	60	—	Fellgiebel & Ismer	„	100	—
		Geschäftseinrichtungskonto schuldet	„	15	—	Schuster & Lange	J. 4	60	—
						Georg Wenderoth	„	15	—
„	7	Verschiedene Schuldner	„	3	—	Warenkonto	J. 2	3	—
		„	„			„	„	5	—
„	8	„	„	5	—	„	„	2	50
„	9	„	„	2	50	„	„	6	—
„	10	„	„	6	—				
		Übertrag		519	50	Übertrag		519	50

Fol. 2.

Schuldner   Gläubiger

Mai	11	Übertrag		519	50	Übertrag		519	50
		Verschiedene				Warenkonto	J. 2	8	—
"		Schuldner	J. 1	8	—	"	"	12	—
"	12	"	"	12	—	"	"	2	—
"	13	"	"	2	—	"	"	5	—
"	14	"	"	5	—	"	J. 4	3	—
"	15	Gehe & Co.				"	"	4	—
		(zurückges. Kiste)	J. 3	4	—	"	"	2	50
"	15	Brückner,				Putzmacherin			
		Lampe & Co.				Donner		20	—
		(zurückges. Kiste)	"	3	—	Warenkonto	J. 2	2	—
"	15	Fellgiebel & Ismer				"	"	3	—
		(zurückges. Kiste)	"	2	50	"	"	1	50
"	15	E. Mylius	"	20	—	"	"	4	—
"	15	Verschiedene				"	"	5	—
		Schuldner	J. 1	2	—	"	"	7	—
"	16	"	"	3	—	"	"	6	—
"	17	"	"	1	50	"	"	8	—
"	18	"	"	4	—	"	"	5	—
"	19	"	"	5	—	"	"	4	—
"	20	"	"	7	—	"	"	3	—
"	21	"	"	6	—	"	"	1	80
"	22	"	"	8	—	"	"	2	50
"	23	"	"	5	—	"	"	4	—
"	24	"	"	4	—	"	"	7	—
"	25	"	"	3	—	"	"	3	—
"	26	"	"	1	80	"	"	2	—
"	27	"	"	2	50				
"	28	"	"	4	—				
"	29	"	"	7	—				
"	30	"	"	3	—				
"	31	"	"	2	—				
		Summa		644	80	Summa		644	80

Memorial. 107

Fol. 3.

Schuldner   **Gläubiger**

Juni	1	Gehe & Co., Skonto	J. 5	1	94	Warenkonto	J. 6	1	94
„	1	Brückner, Lampe				„	„	1	06
		& Co., Skonto	„	1	06	„	„	1	07
„	1	Fellgiebel & Ismer,				„	J. 4	3	—
		Skonto	„	1	07	„	„	4	—
„	1	Versch. Schuldner	J. 3	3	—	„	„	2	—
„	2	„	„	4	—	„	„	1	80
„	3	„	„	2	—	„	„	3	—
„	4	„	„	1	80	„	„	2	—
„	5	„	„	3	—	„	„	5	—
„	6	„	„	2	—	„	„	4	—
„	7	„	„	5	—	„	„	4	—
„	8	„	„	4	—	„	„	6	—
„	9	„	„	4	—	„	„	4	—
„	10	„	„	6	—	„	„	7	—
„	11	„	„	4	—	„	„	3	—
„	12	„	„	7	—	„	„	5	—
„	13	„	„	3	—	„	„	2	50
„	14	„	„	5	—	Gehe & Co.	J. 6	200	—
„	15	„	„	2	50	Warenkonto,			
„	16	Warenkonto	J. 5	200	—	zurückges. Kiste	„	3	—
„	16	Gehe & Co.				Warenkonto	„	1	54
		(zurückges. Kiste)	„	3	—	„	„	3	—
„	16	Gehe & Co., Skonto	„	1	54	„	„	2	50
„	16	Versch. Schuldner	J. 3	3	—	„	„	1	80
„	17	„	„	2	50	„	„	2	—
„	18	„	J. 5	1	80	„	„	3	—
„	19	„	„	2	—	„	„	5	—
„	20	„	„	3	—	„	„	6	—
„	21	„	„	5	—	„	„	3	—
„	22	„	„	6	—	„	„	7	—
„	23	„	„	3	—	„	„	2	—
„	24	„	„	7	—	„	„	6	—
„	25	„	„	2	—	„	„	8	—
„	26	„	„	6	—	„	„	7	—
„	27	„	„	8	—	„	„	5	—
„	28	„	„	7	—	„	„	2	—
„	29	„	„	5	—	E. Mylius	„	100	—
„	30	„	„	2	—	Mietzinskonto	„	166	66
„	30	Unkostenkonto							
		(freie Kost)	„	100	—				
„	30	E. Mylius,							
		eigene Wohnung	„	166	66				
		Summa		594	87	Summa		594	87

Fol. 1.

Kassabuch.

Einnahme (Soll)

1903 Mai						
1	Eingangskassenbestand	H.B. 5			2000	—
1	Warenkonto (Kassalosung)		40	20		
2	„		30	—		
3	„		35	10		
4	„		38	—		
5	„		42	—		
6	„		58	—		
7	„		27	20		
8	„		43	—		
9	„		42	—		
10	„		45	—		
11	„		37	—		
12	„		41	—		
13	„		56	—		
14	„	J. 4	25	10	559	60
14	Verschiedene Schuldner	J. 4			23	50
15	Warenkonto (Kassalosung)		35	—		
16	„		37	—		
17	„		25	—		
18	„		37	—		
19	„		28	—		
20	„		30	—		
21	„		20	20		
22	„		27	—		
23	„		30	—		
24	„		40	—		
25	„		37	—		
26	„		30	—		
27	„		50	—		
28	„		16	—		
29	„		30	—		
30	„		25	—		
31	„	J. 4	30	—	527	20
	Summa Mk.				3110	30

Kassabuch.

Fol. 1.

Ausgabe (Haben)

Mai	5	*Geschäftseinrichtungskonto* (Bücher von Julius Springer)	J. 3				15	—
	10	*E. Mylius* (Schneidermeister Tilmans)	J. 3				60	—
	15	*Mietzinskonto* (Dachdecker Freitag)	J. 3				40	—
	17	*Warenkonto* (Wachs)	J. 3				4	—
	19	*E. Mylius* (für den Haushalt)	J. 3				100	—
	19	*Unkostenkonto* (Besen, Wischtücher u. s. w.)	J. 3				3	—
	20	*Grundstückkonto* (Gerichtskosten für den Kauf)	J. 3				1000	—
	22	*Unkostenkonto* (Feuerversicherung des Geschäfts)	J. 3				100	—
	22	*E. Mylius* (Feuerversicherung f. d. Hausgerät)	J. 3				80	—
	25	*Mietzinskonto* (Grundsteuer) Versicherung des Hauses	J. 3	30 120	— —		150	—
	26	*E. Mylius* (Einkommensteuer)	J. 3				200	—
	31	*Unkostenkonto* Gehalt in bar Für freie Kost entnommen und im Haushalt verbraucht Fehler am Kassenbestand Kassenbestand	J. 3	130 100 —	— — 10		230 1128	10 20
		Summa Mk.					3110	30

Fol. 2.

Einnahme (Soll)

Juni	1	Kassenbestand				1128	20
		Warenkonto (Kassalosung)		40	—		
	2	„		35	—		
	3	„		44	—		
	4	„		30	—		
	5	„		47	—		
	6	„		28	—		
	7	„		35	30		
	8	„		38	—		
	9	„		37	50		
	10	„		35	20		
	11	„		37	—		
	12	„		40	—		
	13	„		43	—		
	14	„		38	—		
	15	„		40	—		
	16	„		47	—		
	17	„		45	—		
	18	„		47	—		
	19	„		40	—		
	20	„		42	—		
	21	„		48	—		
	22	„		49	—		
	23	„		40	—		
	24	„		42	—		
	25	„		45	—		
	26	„		47	—		
	27	„		45	—		
	28	„		40	—		
	29	„		37	—		
	30	„	J. 6	38	—	1220	—
	30	*Verschiedene Schuldner*	J. 6			200	—
	30	*Mietzinskonto*					
		(Mietzahlung von Herrn K.)	J. 6			250	—
	30	*Bankgeschäftskonto*	J. 6			400	—
		Summa Mk.				3198	20

Kassabuch. 111

Fol. 2.

Ausgabe (Haben)

Juni	1	Gehe & Co.	J. 5			194	06
	1	Brückner. Lampe & Co.	"			95	94
	1	Fellgiebel & Ismer	"			96	43
	5	Wertpapierkonto	"			100	—
	5	Bankgeschäftskonto		500	—		
	8	"		100	—		
	12	"		150	—		
	16	"	J. 5	300	—	1050	—
	16	Gehe & Co.	"			100	—
	30	Zinsenkonto	"			900	—
	30	Unkostenkonto (Gehalt)	"			135	—
	30	Kassenbestand				526	77
		Summa Mk.				3198	20

Fol. 1.

Journal.

Monat

Soll

Mem.	1	Verschiedene Schuldner		8	50		
,,	1	,,		5	—		
,,	1	,,		2	—		
,,	1	,,		3	—		
,,	1	,,		5	—		
,,	1	,,		4	50		
,,	1	,,		3	—		
,,	1	,,		5	—		
,,	1	,,		2	50		
,,	2	,,		6	—		
,,	2	,,		8	—		
,,	2	,,		12	—		
,,	2	,,		2	—		
,,	2	,,		5	—		
,,	2	,,		2	—		
,,	2	,,		3	—		
,,	2	,,		1	50		
,,	2	,,		4	—		
,,	2	,,		5	—		
,,	2	,,		7	—		
,,	2	,,		6	—		
,,	2	,,		8	—		
,,	2	,,		5	—		
,,	2	,,		4	—		
,,	2	,,		3	—		
,,	2	,,		1	80		
,,	2	,,		2	50		
,,	2	,,		4	—		
,,	2	,,		7	—		
,,	2	,,		3	—		
,,	2	,,	H.B. 8	2	—	140	30
,,	1	Warenkonto		200	—		
,,	1	,,		100	—		
,,	1	,,		100	—		
,,	1	,,	H.B. 2	60	—	460	—
,,	1	Geschäftseinrichtungskonto	,, 3			15	—
		Übertrag Mk.				615	30

Fol. 2.

Journal.

Mai 1903.

Haben

Mem.	1	Warenkonto		8	50		
,,	1	,,		5	—		
,,	1	,,		2	—		
,,	1	,,		3	—		
,,	1	,,		5	—		
,,	1	,,		4	50		
,,	1	,,		3	—		
,,	1	,,		5	—		
,,	1	,,		2	50		
,,	1	,,		6	—		
,,	2	,,		8	—		
,,	2	,,		12	—		
,,	2	,,		2	—		
,,	2	,,		5	—		
,,	2	,,		2	—		
,,	2	,,		3	—		
,,	2	,,		1	50		
,,	2	,,		4	—		
,,	2	,,		5	—		
,,	2	,,		7	—		
,,	2	,,		6	—		
,,	2	,,		8	—		
,,	2	,,		5	—		
,,	2	,,		4	—		
,,	2	,,		3	—		
,,	2	,,		1	80		
,,	2	,,		2	50		
,,	2	,,		4	—		
,,	2	,,		7	—		
,,	2	,,		3	—		
,,	2	,,	H.B. 2	2	—	140	30
,,	1	Gehe & Co.	,, 9	200	—	200	—
,,	1	Brückner, Lampe & Co.	,, 11	100	—	100	—
,,	1	Fellgiebel & Ismer	,, 10	100	—	100	—
		Übertrag Mk.				540	30

Mylius, Apotheker.

114 Journal.

Fol. 3. (Monat

Soll

			Übertragen				615	30
Mem.	2		Fellgiebel & Ismer	H.B.10			2	50
„	2		Brückner, Lampe & Co.	„ 11			3	—
„	2		Gehe & Co.	„ 9			4	—
„	2		E. Mylius	„ 12			20	—
K.	1		Geschäftseinrichtungskonto	„ 3			15	—
„	1		E. Mylius		60	—		
„	1		„		100	—		
„	1		„		80	—		
„	1		„	„ 12	200	—	440	—
„	1		Mietzinskonto		40	—		
„	1		„	„ 13	150	—	190	—
„	1		Warenkonto	„ 2			4	—
„	1		Unkostenkonto		3	—		
„	1		„		100	—		
„	1		„	H.B.14	230	10	333	10
„	1		Kassakonto (Einnahme)	„ 5			1110	30
„	1		Grundstückkonto	„ 1			1000	—
			Summa Mk.				3737	20

Monat

Mem.	3		Verschiedene Schuldner		3	—
„	3		„		4	—
„	3		„		2	—
„	3		„		1	80
„	3		„		3	—
„	3		„		2	—
„	3		„		5	—
„	3		„		4	—
„	3		„		4	—
„	3		„		6	—
„	3		„		4	—
„	3		„		7	—
„	3		„		3	—
„	3		„		5	—
„	3		„		2	50
„	3		„		3	—
„	3		„		2	50
			Übertrag Mk.		61	80

Journal. 115

Mai 1903). Fol. 4.

Haben

		Übertragen			540	30
Mem.	1	Schuster & Lange	H.B.16		60	—
„	1	Georg Wenderoth	„ 17		15	—
„	2	Warenkonto		4	—	
„	2	„		3	—	
„	2	„	„ 2	2	50	9	50
„	2	Putzmacherin „Donner"	„ 15		20	—
K.	1	Warenkonto	„ 2	559	60	
„	1	„	„ 2	527	20	1086	80
„	1	Verschiedene Schuldner	„ 8		23	50
„	1	Kassakonto (Ausgabe im Monat Mai)	„ 5		1982	10

Summa Mk. 3737 | 20

Juni 1903.

Mem.	3	Warenkonto	3	—
„	3	„	4	—
„	3	„	2	—
„	3	„	1	80
„	3	„	3	—
„	3	„	2	—
„	3	„	5	—
„	3	„	4	—
„	3	„	4	—
„	3	„	6	—
„	3	„	4	—
„	3	„	7	—
„	3	„	3	—
„	3	„	5	—
„	3	„	2	50
„	3	„	3	—
„	3	„	2	50

Übertrag Mk. | 61 | 80 |

8*

116 Journal.

Fol. 5. (Monat

Soll

Mem.	3	Übertragen			61	80		
Mem.	3	Verschiedene Schuldner			1	80		
„	3	„			2	—		
„	3	„			3	—		
„	3	„			5	—		
„	3	„			6	—		
„	3	„			3	—		
„	3	„			7	—		
„	3	„			2	—		
„	3	„			6	—		
„	3	„			8	—		
„	3	„			7	—		
„	3	„			5	—		
„	3	„	H.B.	8	2	—	119	60
„	3	Unkostenkonto	„	14			100	—
„	3	Warenkonto	„	2			200	—
„	3	Gehe & Co.			3	—		
„	3	„			1	94		
„	3	„	„	9	1	54	6	48
„	3	E. Mylius	„	12			166	66
K.	2	Wertpapierkonto	„	18			100	—
„	2	Bankgeschäftskonto	„	19			1050	—
„	2	Gehe & Co.			100	—		
„	2	„	„	9	194	06	294	06
„	2	Zinsenkonto	„	20			900	—
„	2	Unkostenkonto	„	14			135	—
„	2	Fellgiebel & Ismer			96	43		
Mem.	3	„	„	10	1	07	97	50
K.	2	Brückner, Lampe & Co.			95	94		
Mem.	3	„	„	11	1	06	97	—
		Kassakonto (Einnahme im Juni)	„	5			2070	—
		Summa Mk.					5336	30

Journal. 117

Juni 1903.)   Fol. 6.

Haben

		Übertragen		61	80		
Mem.	3	Warenkonto		1	80		
"	3	"		2	—		
"	3	"		3	—		
"	3	"		5	—		
"	3	"		6	—		
"	3	"		3	—		
"	3	"		7	—		
"	3	"		2	—		
"	3	"		6	—		
"	3	"		8	—		
"	3	"		7	—		
"	3	"		5	—		
"	3	"		2	—		
"	3	"		1	94		
"	3	"		1	06		
"	3	"	H.B. 2	1	07	123	67
"	3	Gehe & Co.	" 9			200	—
"	3	Warenkonto	" 2			4	54
"	3	Mietzinskonto	" 13			166	66
"	3	E. Mylius	" 12			100	—
K.	2	Warenkonto	" 2			1220	—
"	2	Verschiedene Schuldner	" 8			200	—
"	2	Mietzinskonto	" 13			250	—
"	2	Bankgeschäftskonto	" 19			400	—
		Kassakonto (Ausgabe im Juni)	" 5			2671	43
		Summa Mk.				5336	30

Hauptbuch.

Fol. 1. **Grundstückkonto.** Fol. 1.

Soll						Haben	
1. Mai	Kapitalkonto	M.1	45000	—		Abschreibungen für 2 Monate	26	50
	Schuld	J.3	1000	—	Juni 30.	Saldo	45973	50
	Summa Mk.		46000	—		Summa Mk.	46000	—
Juli 1.	Saldo-Vortrag		45973	50				

Fol. 2. **Warenkonto.** Fol. 2.

Mai 1.	Kapitalkonto (Warenbest.)	M.1	9000	—		Guthaben	J.2	140	30
	Schuld	J.1	460	—		„	J.4	9	50
	„	J.3	4	—		„	„	1086	80
	„	J.5	200	—		„	J.6	123	67
	Gewinn		2120	81		„	„	4	54
						„	„	1220	—
					Juni 30.	Warenbestand		9200	—
	Summa Mk.		11784	81		Summa Mk.		11784	81
Juli 1.	Warenbestand		9200	—					

Fol. 3. **Geschäftseinrichtungskonto.** Fol. 3.

Mai 1.	Kapitalkonto	M.1	15000	—		Abschreibg. 5% auf 2 Monate		125	—
	„	J.1	15	—					
	„	J.3	15	—	Juni 30.	Saldo		14905	—
	Summa Mk.		15030	—		Summa Mk.		15030	—
Juli 1.	Saldo-Vortrag		14905	—					

Fol. 4. **Privilegienkonto.** Fol. 4.

Mai 1.	Kapitalkonto	M.1	51000	—	Juni 30.	Saldo	51000	—
	Summa Mk.		51000	—		Summa Mk.	51000	—
Juli 1.	Saldo-Vortrag		51000	—				

Hauptbuch. 119

Fol. 5.   Fol. 5.
Kassakonto.
Soll | **Haben**

Mai 1.	Kapitalkonto	M.1	2000	—		Ausgabe im Mai	J.4	1982	10
	Einnahme i. Mai	J.3	1110	30		„ im Juni	J.6	2671	43
	„ i. Juni	J.5	2070	—	Juni 30.	Kassenbestand		526	77
	Summa Mk.		5180	30		Summa Mk.		5180	30
Juli 1.	Kassenbestand		526	77					

Fol. 6.   Fol. 6.
Hypothekenkonto.

Juni 30.	Saldo		120000	—	Mai 1.	Kapitalkonto	M.1	120000	—
	Summa Mk.		120000	—		Summa Mk.		120000	—
					Juli 1.	Saldo-Vortrag		120000	—

Fol. 7.   Fol. 7.
Kapitalkonto.

					Mai 1.	Guthaben	M.1	2000	—
					Juli 1.	Zuwachs		201	21

Fol. 8.   Fol. 8.
Verschiedene Schuldner.

	Schuld an					Guthaben	J.4	23	50
	Warenkonto	J.1	140	30		„	J.6	200	—
	„	J.5	119	60	Juni 30.	Saldo		36	40
	Summa Mk.		259	90		Summa Mk.		259	90
Juli 1.	Saldo-Vortrag		36	40					

Fol. 9.   Fol. 9.
Gehe & Co.

	Schuld	J.3	4	—		Guthaben	J.2	200	—
	„	J.5	6	48		„	J.6	200	—
	„	„	294	06					
Juni 30.	Saldo	„	95	46					
	Summa Mk.		400	—		Summa Mk.		400	—
					Juli 1.	Saldo		95	46

Hauptbuch.

Fol. 10.   Fol. 10.

Soll   **Fellgiebel & Ismer.**   **Haben**

Warenkonto (Retouren)	J. 3	2	50	Juni 30. Guthaben	J. 2	100 |—
Kasse	J. 5	97	50			
Summa Mk.		100 |—	Summa Mk.		100 |—

Fol. 11.   Fol. 11.

Brückner, Lampe & Co.

Warenkonto	J. 3	3	—	Juni 30. Guthaben	J. 2	100	—
Kassakonto	J. 5	97	—				
Summa Mk.		100	—	Summa Mk.		100	—

Fol. 12.   Fol. 12.

E. Mylius.

Kassakonto	J. 3	440	—	Juni 30. Guthaben	J. 6	100	—
„	„	20	—	Verlust		526	66
„	J. 5	166	66				
Summa Mk.		626	66	Summa Mk.		626	66

Fol. 13.   Fol. 13.

Mietzinskonto.

Kassakonto	J. 3	190	—	E. Mylius	J. 6	166	66
Gewinn		226	66	Guthaben	„	250	—
Summa Mk.		416	66	Summa Mk.		416	66

Hauptbuch.

Fol. 14.   Fol. 14.

Soll   **Unkostenkonto.**   **Haben**

Schuld	J. 3	333	10	Verlust		568	10
„	J. 5	135	—				
„	J. 6	100	—				
Summa Mk.		568	10	Summa Mk.		568	10

Fol. 15.   **Putzmacherin Donner.**   Fol. 15.

Juni 30.	Saldo		20	—	Guthaben	J. 3	20	—
	Summa Mk.		20	—	Summa Mk.		20	—
					Juli 1.	Saldo-Vortrag		20	—

Fol. 16.   **Schuster & Lange.**   Fol. 16.

Juni 30.	Saldo		60	—	Guthaben	J. 4	60	—
	Summa Mk.		60	—	Summa Mk.		60	—
					Juli 1.	Saldo-Vortrag		60	—

Fol. 17.   **Georg Wenderoth.**   Fol. 17.

Juni 30.	Saldo		15	—	Guthaben	J. 4	15	—
	Summa Mk.		15	—	Summa Mk.		15	—
					Juli 1.	Saldo-Vortrag		15	—

Fol. 18.   **Wertpapierkonto.**   Fol. 18.

	Kassakonto	J. 5	100	—	Juni 30.	Saldo		100	—
	Summa Mk.		100	—		Summa Mk.		100	—
Juli 1.	Saldo-Vortrag		100	—					

Fol. 19. Fol. 19.

Soll Bankgeschäftskonto. **Haben**

	Schuld.	J.5	1050 —	Juni 30.	Kassakonto Saldo	J.6	400 — 650 —
	Summa Mk.		1050 —		Summa Mk.		1050 —
Juli 1.	Saldo-Vortrag		650 —				

Fol. 20. Zinsenkonto. Fol. 20.

	Kassakonto	J.5	900 —		Verlust		900 —
	Summa Mk.		900 —		Summa Mk.		900 —

Sachregister.

Abschluß 47.
Administrator 79.
Akzept 98.
Akzeptant 98.
An 18.
Anerbietungen 86.
Angeklagter 102.
Antrag 86.
Aussteller 96.

Bankiergeschäfte 93.
Bankverwahrungsgeschäft 94.
Bezogene, der 96.
Bilanz 19, 53.
Buchführung 15, 72.
— Beginn derselben 22.
— amerikanische 59.
— Nutzen derselben 57.

Debet 18.
Debitoren 17.
Depositengeschäft 94.
Dienstpersonen 75.
Dienstverhältnisse 75, 76.
Diskonto 19.
Draufgeld 88.

Eingangsbilanz 24, 72, 105.
Eisenbahn, Haftung ders. 92.
Enttäuschungen 1.

Firma 70.
Frachtführer 92.

Geschäftliche Grundsätze 62.
Geschäftsbücher 13.
Gewährleistung wegen Mangel 89.
Gewinnberechnung 54.
Girant 99.
Giro 99.
Giroverkehr 95.
Gläubiger 17.

Handelsgeschäfte 86.
— Erfüllung derselben 89.
Handelsgesellschaften 82.
Handlungsbevollmächtigter 79.
Hauptbuch 19, 118.
Hilfsbücher 20.
Hilfspersonal 73.

Indossant 99.
Inventur 12, 23.
Inventur- und Bilanzbuch 24.

Journal 20, 42, 112.

Kassenbuch 19, 28, 31, 108, 109, 110, 111.
Kommanditgesellschaft 85.
Konto 17.
Kontokorrentbuch 19.
Kreditoren 17.
Kündigungsfrist 76.

Lagergeld 88.

Lehrherr 79.
Lehrling 77.
Lombardgeschäft 94.

Markthelfer 75.
Memorial 19, 32, 33, 34, 35, 36, 38, 39, 105, 106, 107.

Notadresse 99.

Offerten 86.

Per 18.
Prokurist 79.
Provision 88.
Prozeß wegen des Kaufs 2.

Rechtsverhältnisse 70.
Regeln für die Buchführung 21.
Regreß 100.
Remittent 96.

Saldo 18.
Scheck 94.
Schuldner 17.
Sicht 96.

Skonto 19.
Solawechsel 96.
Soll 18.
Speditionsgeschäfte 92.
Stille Gesellschaft 84, 85.

Tagesübersicht 20.
Trassant 97.
Trassat 97.
Tratten 95.

Übernahme, erste Handlungen nach derselben 10.

Valutaquittung 97.
Verjährung 87.
Verklagen des Vorgängers 2.
Vertragsstrafe 88.

Wechsel 95.
Wechselprotest 100.
Wechselstempel 97.
Wettbewerb, unlauterer 91.

Zinsen 87.
Zwischenzinsen 19.

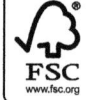

MIX
Papier aus verantwortungsvollen Quellen
Paper from responsible sources
FSC® C105338

If you have any concerns about our products,
you can contact us on
ProductSafety@springernature.com

In case Publisher is established outside the EU,
the EU authorized representative is:
**Springer Nature Customer Service Center GmbH
Europaplatz 3, 69115 Heidelberg, Germany**

Printed by Libri Plureos GmbH
in Hamburg, Germany